Elogios dos leitores de
O Seu Melhor

"Um livro perspicaz e prático que explica por que nossas agendas raramente refletem nossas prioridades e o que podemos fazer para recuperar o controle."

— Adam Grant, autor de *Pense de Novo*, best-seller nº 1 do *New York Times*, e apresentador do podcast do TED, *WorkLife*

"Os resultados que obtemos são amplamente determinados pelos sistemas de nossas vidas. O sistema errado dificulta a obtenção dos resultados, e o certo facilita, possibilitando que alcancemos os resultados certos quase sem esforço. Isso é ilustrado de maneira brilhante no novo livro de Carey Nieuwhof, *O Seu Melhor*."

— Greg McKeown, autor de *Sem Esforço* e *Essencialismo*, best-seller do *New York Times*, e apresentador do podcast *What's Essential*

"Carey Nieuwhof oferece uma receita poderosa para a prosperidade: faça o que você faz de melhor nos momentos em que você está no seu melhor, certificando-se de que as prioridades de outras pessoas não o atrapalhem. Um guia importante para quem se sente esgotado por sua carreira de 'sucesso'."

— Cal Newport, autor dos best-sellers do *New York Times* *Um Mundo Sem E-mail* e *Trabalho Focado*, ambos publicados pela Alta Books

"O burnout é uma escolha. Se isso o incomoda, o livro de Carey o ajudará a reorganizar sua vida. E então, você pode presentear alguém de quem você gosta com um exemplar."

— Seth Godin, autor de *A Prática*, publicado pela Alta Books

"Transparentes, concisas e altamente práticas, as estratégias que Carey Nieuwhof descreve vão ajudá-lo a realizar muito mais em muito menos tempo no trabalho e em casa."

— Nir Eyal, autor do best-seller *Indistraível*

"Carey Nieuwhof oferece o argumento convincente de que o burnout não é uma consequência inevitável de tentar realizar grandes coisas. Em seguida, ele mostra como gerenciar seu tempo e energia com uma nova abordagem que é mais produtiva e, ao mesmo tempo, gratificante. Leia este livro para viver hoje de uma maneira que o ajudará a prosperar amanhã."

— DANIEL H. PINK, autor dos best-sellers do *New York Times Quando, Motivação 3.0* e *Vender é Humano*

"Carey Nieuwhof está prestes a tornar muitos locais de trabalho e líderes mais saudáveis com as estratégias de *O Seu Melhor*. Se você está pronto para recuperar sua vida e liderança, este livro é para você."

— PATRICK LENCIONI, fundador do Table Group e autor dos best-sellers *Os 5 Desafios das Equipes* e *A Vantagem Decisiva*

"*O Seu Melhor* é o guia completo de uma boa liderança. Não me canso de recomendá-lo."

— NONA JONES, diretora de parcerias religiosas do Facebook e autora dos best-sellers *Success from the Inside Out* e *From Social Media to Social Ministry*

"Com transparência brutal e insights de liderança transformadores, Carey capacitará você a avaliar sua própria situação e criar uma estratégia mais equilibrada, intencional e eficaz para sua vida e liderança. Adquira um exemplar para você e para todos da sua equipe."

— CRAIG GROESCHEL, pastor da Life.Church e autor de vários best-sellers do *New York Times*

"Em *O Seu Melhor*, Carey Nieuwhof oferece algumas das melhores estratégias que já vi para combater a fadiga, a dormência e a sobrecarga, males que marcam demais a vida e a liderança hoje. Se você está farto de ficar cansado e quer aumentar suas realizações, é exatamente deste livro que você precisa."

— ANDY STANLEY, fundador e pastor sênior do North Point Ministries

"É impossível encontrar equilíbrio na vida, mas Carey certamente descreve, em *O Seu Melhor*, uma rota e um caminho para todos nós — não importa onde estamos liderando —, ensinando-nos a estabelecer metas, viver com propósito, descansar e ter sucesso."

— ANNIE F. DOWNS, autora do best-seller do *New York Times That Sounds Fun*

"Tão profético quanto prático, este livro é inteligente, bem fundamentado, realista, mas ainda altamente ambicioso. Meu peito se encheu de alegria durante a leitura. Não somos obrigados a continuar vivendo os mesmos padrões caquéticos de excesso de trabalho, estresse crônico e exaustão constante. Existe outro caminho. Um caminho de comunhão e contribuição."

— JOHN MARK COMER, pastor fundador da Bridgetown Church e autor de *The Ruthless Elimination of Hurry*

"Alguns livros são bons de ler. Outros transformam sua vida. *O Seu Melhor* faz as duas coisas. Estresse e ansiedade são epidemias em nossa cultura. Eu vi Carey lutar contra isso para prosperar em sua própria vida. Com este livro, ele vai ajudá-lo a fazer o mesmo."

— SAM COLLIER, pastor líder da Igreja Hillsong Atlanta e autor de *A Greater Story*

"Este livro é prático, perspicaz e incrivelmente oportuno! Carey nos oferece informações bem pesquisadas com ferramentas específicas, que funcionaram em sua própria vida, dando a todos nós a chance de liderar da melhor forma!"

— DANIELLE STRICKLAND, advogada e autora de *Better Together*

O SEU MELHOR

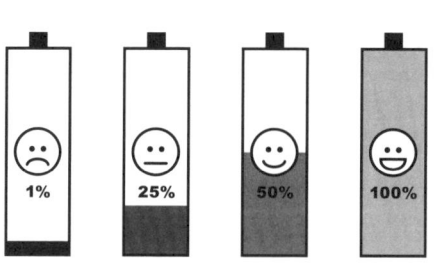

| 1% | 25% | 50% | 100% |

O SEU MELHOR

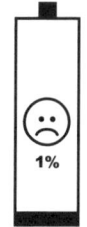

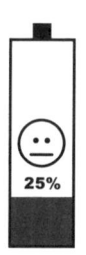

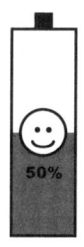

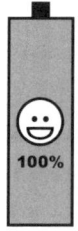

Como fazer com que
tempo, **energia** e prioridades
cooperem a seu favor

Carey Nieuwhof

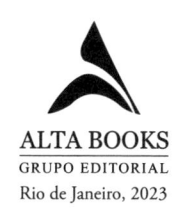

ALTA BOOKS
GRUPO EDITORIAL
Rio de Janeiro, 2023

O Seu Melhor

Copyright © 2023 da Starlin Alta Editora e Consultoria Eireli.
ISBN: 978-85-508-2078-1

Translated from original At Your Best. Copyright © 2021 by Carey Nieuwhof Communications Limited. ISBN 9780735291362. This translation is published and sold by permission of WaterBrook, an imprint of Random House, a division of Penguin Random House LLC, the owner of all rights to publish and sell the same. PORTUGUESE language edition published by Starlin Alta Editora e Consultoria Eireli, Copyright © 2023 by Starlin Alta Editora e Consultoria Eireli.

Impresso no Brasil — 1ª Edição, 2023 — Edição revisada conforme o Acordo Ortográfico da Língua Portuguesa de 2009.

Dados Internacionais de Catalogação na Publicação (CIP) de acordo com ISBD

N682s Nieuwhof, Carey
O seu melhor: como fazer com que tempo, energia e prioridades cooperem a seu favor / Carey Nieuwhof ; traduzido por João Costa. - Rio de Janeiro : Alta Books, 2023.
240 p. ; 16cm x 23cm.

Tradução de: At Your Best
Inclui índice e bibliografia.
ISBN: 978-85-508-2078-1

1. Autoajuda. I. Costa, João. II. Título.

2023-78
CDD 158.1
CDU 159.947

Elaborado por Odílio Hilario Moreira Junior - CRB-8/9949

Índice para catálogo sistemático:
1. Autoajuda 158.1
2. Autoajuda 159.947

Todos os direitos estão reservados e protegidos por Lei. Nenhuma parte deste livro, sem autorização prévia por escrito da editora, poderá ser reproduzida ou transmitida. A violação dos Direitos Autorais é crime estabelecido na Lei nº 9.610/98 e com punição de acordo com o artigo 184 do Código Penal.

A editora não se responsabiliza pelo conteúdo da obra, formulada exclusivamente pelo(s) autor(es).

Marcas Registradas: Todos os termos mencionados e reconhecidos como Marca Registrada e/ou Comercial são de responsabilidade de seus proprietários. A editora informa não estar associada a nenhum produto e/ou fornecedor apresentado no livro.

Erratas e arquivos de apoio: No site da editora relatamos, com a devida correção, qualquer erro encontrado em nossos livros, bem como disponibilizamos arquivos de apoio se aplicáveis à obra em questão.

Acesse o site www.altabooks.com.br e procure pelo título do livro desejado para ter acesso às erratas, aos arquivos de apoio e/ou a outros conteúdos aplicáveis à obra.

Suporte Técnico: A obra é comercializada na forma em que está, sem direito a suporte técnico ou orientação pessoal/exclusiva ao leitor.

A editora não se responsabiliza pela manutenção, atualização e idioma dos sites referidos pelos autores nesta obra.

Produção Editorial
Editora Alta Books

Diretor Editorial
Anderson Vieira
anderson.vieira@altabooks.com.br

Editor
José Ruggeri
j.ruggeri@altabooks.com.br

Gerência Comercial
Claudio Lima
claudio@altabooks.com.br

Gerência Marketing
Andréa Guatiello
andrea@altabooks.com.br

Coordenação Comercial
Thiago Biaggi

Coordenação de Eventos
Viviane Paiva
comercial@altabooks.com.br

Coordenação ADM/Finc.
Solange Souza

Coordenação Logística
Waldir Rodrigues
logistica@altabooks.com.br

Direitos Autorais
Raquel Porto
rights@altabooks.com.br

Produtor Editorial
Thales Silva

Produtores Editoriais
Illysabelle Trajano
Maria de Lourdes Borges
Paulo Gomes
Thiê Alves

Equipe Comercial
Adenir Gomes
Ana Carolina Marinho
Ana Claudia Lima
Daiana Costa
Everson Sete
Kaique Luiz
Luana Santos
Maira Conceição
Natasha Sales

Equipe Editorial
Beatriz de Assis
Betânia Santos
Brenda Rodrigues
Caroline David
Gabriela Paiva
Henrique Waldez
Kelry Oliveira
Marcelli Ferreira
Mariana Portugal
Matheus Mello
Milena Soares

Marketing Editorial
Amanda Mucci
Guilherme Nunes
Livia Carvalho
Pedro Guimarães
Thiago Brito

Atuaram na edição desta obra:

Tradução
João Costa

Copidesque
Isabella Veras

Revisão Gramatical
Kamila Wozniak
Denise Elisabeth Himpel

Diagramação
Joyce Matos

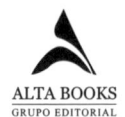

Capa
Rodrigo Azevedo

Editora afiliada à: ABDR — ASSOCIAÇÃO BRASILEIRA DE DIREITOS REPROGRÁFICOS

ASSOCIADO CBL — Câmara Brasileira do Livro

ALTA BOOKS
GRUPO EDITORIAL

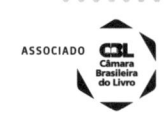

Rua Viúva Cláudio, 291 — Bairro Industrial do Jacaré
CEP: 20.970-031 — Rio de Janeiro (RJ)
Tels.: (21) 3278-8069 / 3278-8419
www.altabooks.com.br — altabooks@altabooks.com.br
Ouvidoria: ouvidoria@altabooks.com.br

Aos meus avós Gerrit e Grita Nap, que tiveram todo o tempo do mundo para mim

AGRADECIMENTOS

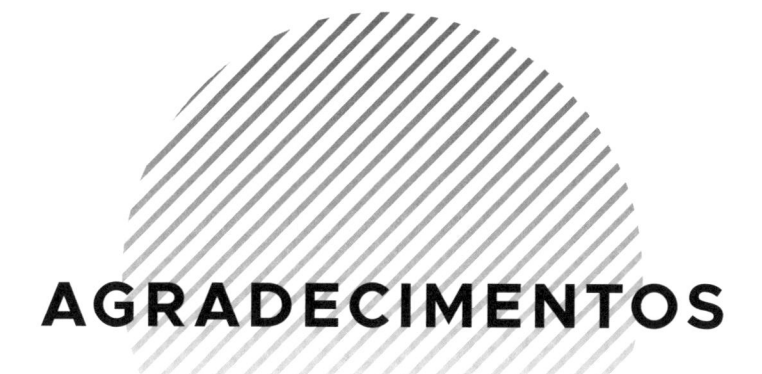

Ah... por onde começo?

Este livro exigiu um pouco mais de trabalho e edição do que qualquer outro que escrevi até agora. Ok, na verdade, *muito* mais trabalho e edição do que qualquer livro anterior. Mas ao aplicarmos os princípios que compartilhei aqui, conseguimos aproveitar melhor o tempo, certo? Foram três anos escrevendo, reescrevendo, repensando e revisando mais uma vez que levaram ao produto final. Contei com a ajuda de *tantas* pessoas.

O primeiro ensaio dos conceitos que deram origem a este livro aconteceu em 2015, quando fiz uma palestra em Washington, DC, para a equipe de Mark Batterson. Após a palestra, ele veio até mim e as primeiras palavras que me disse foram: "Carey, isso precisa virar um livro." (É sempre bom ouvir com atenção quando um autor de vários best-sellers do *New York Times* sugere que você escreva um livro.) E agora, Mark, aqui está ele.

Antes de escrever *O Seu Melhor*, apresentei uma versão beta desses princípios em um curso online chamado The High Impact Leader (O Líder de Alto Impacto, em tradução livre). Tive o privilégio de ajudar mais de 3 mil líderes por meio desse curso. Muito obrigado aos numerosos ex-alunos do The High Impact Leader, que me encorajaram muito, bem como minha equipe. Adoro ouvir novidades sobre a vida e a liderança dos meus ex-alunos. Estou torcendo por vocês!

AGRADECIMENTOS

Minha esposa, Toni Nieuwhof, me deu tantas orientações proveitosas que nem consigo expressar minha gratidão. Ela leu cada palavra de cada rascunho várias vezes e aturou minhas Zonas Verde, Amarela e Vermelha, que eu usava para cumprir prazos. E tudo isso enquanto terminava seu próprio livro, lançava um podcast e fazia o trabalho árduo de continuar sendo minha melhor amiga. Amo você para sempre.

Alguns amigos se tornaram não apenas leitores, mas companheiros nesta jornada: Frank Bealer, Jeff Brodie, Sarah Piercy e Ann Voskamp deram feedbacks detalhados e extensos e me encorajaram nos momentos mais sombrios, quando parecia impossível terminar o livro.

Muitas pessoas leram o manuscrito completo ou parcial e ajudaram a melhorá-lo. Obrigado, Ali Gentry, Rachel Bensen, Chris Heaslip, John Ortberg, Joel Manby, Josh Valler, Dusty Rubeck, Sean Morgan, Jeff Henderson, Rob Meeder, Mark Clark, Dillon Smith, Rich Birch, Gary Hurst, Cathan Bowler e Brad Lomenick.

Aos ex-alunos do The High Impact Leader que fizeram seus comentários, ofereço minha profunda gratidão a: James R. Batten, Josh Pezold, Jason Morgan, Cole Parrish, Cassius Rhue, Sarah Ralls, Jill Kemmer, Zach Zook, Chris Trethewey, Chris Denham, Nicci Birley, Vanessa Audia, Chris Veley, Brynn Attaway e Ken Leonard.

Também agradeço, em especial, a Lysa TerKeurst e Shae Tate, que não apenas leram vários rascunhos, mas também forneceram observações profundas sobre como escrever melhor. Aqueles dias que passamos juntos em Charlotte para iniciar este projeto — e o diálogo que mantivemos desde então — ainda me impactarão por muito tempo. Aliás, leitor, se você quiser mesmo escrever melhor, inscreva-se no Treinamento COMPEL da Lysa. É coisa de alto nível.

Meu editor Eric Stanford consistentemente me deu feedbacks inestimáveis e um amor sincero quando eu mais precisava. Seu talento, habilidades e orientação tornaram este um manuscrito muito superior a qualquer coisa que eu fosse produzir por conta própria.

Jon Acuff, obrigado por toda a atenção e pelos insights sobre o título e a abordagem do livro. Você é um mestre no que faz.

AGRADECIMENTOS

Agradeço à Carey Nieuwhof Communications, minha incrível equipe. Trabalhar com vocês é pura alegria. Anita Hintz desenvolveu os gráficos deste livro e ajudou com muitos dos downloads. Além de ler vários rascunhos, Dillon Smith liderou o marketing desta obra. E gostaria de agradecer a Lauren Cardwell, Sam Nieuwhof, Sarah Piercy, Erin Ward, Carly Voinski, Jacquelyn Clark e Holly Beth Singleton, que me apoiaram e dirigiram a empresa enquanto eu escrevia. Também agradeço especialmente a Chris Lema, Toby Lyles e Alejandro Reyes, que, toda semana, nos ajudam a trabalhar em prol dos líderes.

A Esther Fedorkevich e à equipe da Fedd Agency, sou grato por terem possibilitado tudo isso. Esther, obrigado pelo incentivo inicial de abordar este tópico em forma de livro.

Agradeço, em especial, a Tina Constable e Campbell Wharton, da Penguin Random House, que nos ajudaram a chegar a um título final e acreditaram continuamente neste trabalho.

Obrigado, Andrew Stoddard, Abby DeBenedittis, Kayla Fenstermaker, Kimberly Von Fange, Laura Barker, Brett Benson, Johanna Inwood, Chris Sigfrids e as outras pessoas gentis da WaterBrook, por terem tornado este projeto mais gracioso. E vejam só — conseguimos fazer um livro!

Como isto levou três anos para ser escrito e passou por tantos rascunhos e edições, meu maior medo nesses agradecimentos é esquecer algumas pessoas que foram importantes nessa jornada. Se você estiver procurando seu nome aqui, e me esqueci de mencioná-lo, espero que ainda possamos ser amigos. Vamos marcar de nos encontrarmos. Aparentemente, temos tempo de sobra.

SOBRE O AUTOR

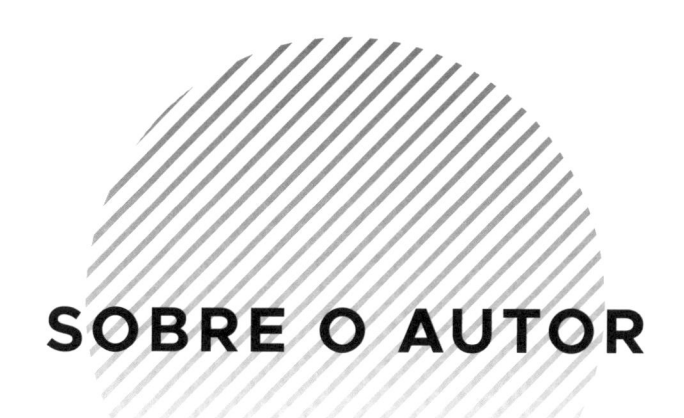

Carey Nieuwhof já foi advogado e escreveu vários best-sellers sobre liderança, ele grava podcasts e atua como CEO da Carey Nieuwhof Communications.

Carey palestra para líderes do mundo todo sobre liderança, transformação e crescimento pessoal, e seu blog de liderança, disponível em www.CareyNieuwhof.com, é um dos mais lidos da atualidade. Ele também apresenta o *Carey Nieuwhof Leadership Podcast*, extremamente bem avaliado, onde entrevista alguns dos melhores líderes da atualidade, e cujo conteúdo é acessado mais de 1,5 milhão de vezes por mês.

Ele e sua esposa, Toni, estão casados há trinta anos e têm dois filhos adultos.

SUMÁRIO

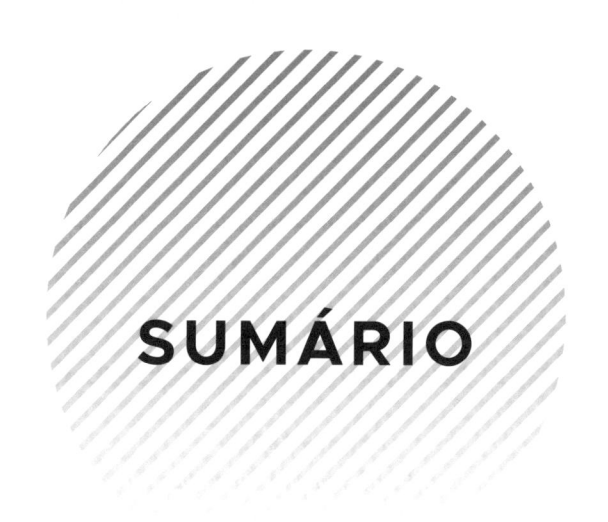

INTRODUÇÃO 1

PARTE 1: TANTO ESTRESSE NÃO É BOM

Construa uma Vida da Qual Você Não Queira Fugir
Por Que a Maioria de Nós, no Íntimo, se Ressente da Vida e da Carreira que Construímos com Tanto Cuidado 7

Chega dessa Vida Louca e Ocupada
Viva Hoje de uma Maneira que o Ajude a Prosperar Amanhã 25

PARTE 2: CONCENTRE SEU TEMPO

Dá Tempo, Sim
Duas Mudanças Mentais Críticas Sobre o Tempo 45

Encontre sua Zona Verde
Como Descobrir Quando Você Está no Seu Melhor 59

PARTE 3: POTENCIALIZE SUA ENERGIA

Faça o que Você Faz de Melhor
Invista Sua Energia Para Obter os Melhores Resultados 77

SUMÁRIO

Zona Amarela, Zona Vermelha e outros problemas da vida real
Como Potencializar Momentos e Situações Não Ideais **93**

PARTE 4: DETERMINE SUAS PRIORIDADES

Sequestradas
Por que é Tão Fácil Sempre Ficar para Trás **109**

Livre de Distrações
Como Parar de se Interromper **129**

E as Pessoas?
O Que Fazer Quando as Pessoas Erradas Querem Sua Atenção e as Certas, Não **143**

PARTE 5: TEORIA, ESTA É A VIDA REAL

A Grande Sincronização
Como Sincronizar Tempo, Energia e Prioridades Todos os Dias **165**

Prosperar
Como Recalibrar Quando a Vida Acaba Com Seu Plano Perfeito **183**

Sua Versão do Futuro Mandou um "oi"
Não é Apenas o que Você Faz Que Importa, Mas Também Quem Está Se Tornando **199**

GLOSSÁRIO 207

NOTAS 209

ÍNDICE 215

INTRODUÇÃO

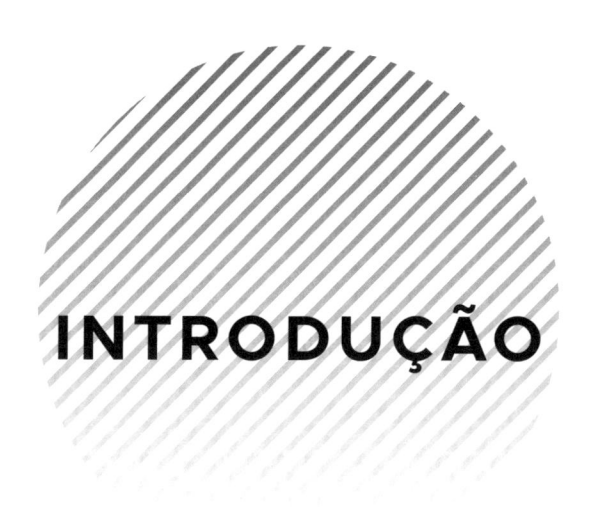

Não tenho ideia de como você está se sentindo ao adquirir este livro e começar a leitura, mas imagino que esteja estressado. Esse é um diagnóstico bastante preciso hoje em dia porque, afinal, quem não está estressado?

As pressões de tempo que vivemos hoje não entrariam na cabeça dos nossos bisavós. Sim, eles também viviam sob pressão: o rendimento das colheitas, as secas e geadas precoces que ameaçavam a safra, ou a tirania e as condições de vida opressivas do trabalho fabril. Mas meu estresse — e talvez o seu também — é um pouco diferente.

Para aqueles que se encaixam na categoria de "trabalhadores do conhecimento" — empreendedores, professores, engenheiros, desenvolvedores de software, médicos, enfermeiros, gerentes, designers gráficos, administradores, contadores, ministros religiosos, assistentes sociais, analistas, advogados, líderes ou pais que são donos de casa altamente motivados e sonhadores —, os desafios parecem reais, mas geralmente são difíceis de diagnosticar. É difícil descobrir o que está causando tanto estresse.

A verdade é esta: você merece parar de viver em um ritmo insustentável. E se — em vez disso — você aprendesse a viver da melhor maneira possível, tanto na esfera pessoal quanto na profissional?

É disso que trata este livro.

INTRODUÇÃO

Espero que esta obra lhe forneça um diagnóstico razoável e um pouco do tão desejado alívio. Também espero que, com a leitura, você pare de se sentir culpado. Suponho que, ao contrário das dificuldades de seus ancestrais, a maioria de seus problemas decorra da abundância, não da carestia. Exigências, oportunidades, informações, distrações e escolhas demais. Pessoas demais competindo por atenção. E uma agenda abarrotada demais.

Eu entendo. Para mim, eram tantas coisas que, em 2006, a sobrecarga, o excesso de compromissos e de trabalho quase acabaram comigo. Conforme abordo neste livro, eu tive um burnout naquele ano. A princípio, pensei que esta obra seria sobre isso — minha jornada até o burnout e como combatê-lo. Mas livros ganham vida própria e, em vez disso, o que escrevi trata muito mais da cura que do problema.

Meu amigo Jon, autor de vários best-sellers do *New York Times* e palestrante muito requisitado, uma vez me perguntou o seguinte: "Mas então, você precisa ter um burnout? É um rito de passagem que todo líder deve encarar? Você não pode escrever uma história de vida que não conte com um episódio de burnout?" Ele tinha quase 30 anos quando me fez essa pergunta, quase a mesma idade com que tive meu episódio de esgotamento profissional, em 2006. Jon também é um marido dedicado e pai de duas adolescentes.

A pergunta dele era relevante. De acordo com um estudo com 7.500 norte-americanos que trabalhavam em tempo integral, mais de 70% dos adultos na faixa dos 20 e 30 anos estão enfrentando, pelo menos, algum nível de burnout[1]. Isso significa que uma quantidade impressionante de jovens adultos está se sentindo exausta do trabalho e da vida antes de completar 40 anos de idade.

Recentemente, palestrei em um importante evento para líderes em Dallas. O anfitrião da conferência achou que seria uma boa ideia fazer uma pesquisa instantânea com os oitocentos líderes presentes para ver quantos deles se identificavam com os sintomas do burnout. A pergunta era simples: "Na sua opinião, no último ano, quantas vezes você apresentou sintomas de esgotamento profissional?"

- Nunca
- Uma vez ou duas vezes
- Regularmente (três a seis vezes)
- Constantemente

Embora a pesquisa não fosse científica, os resultados me deixaram paralisado. Dos oitocentos líderes reunidos, 93% identificaram que tinham lutado contra algum grau de esgotamento no ano anterior. Apenas 7% responderam "nunca".

Quando vi os resultados ao vivo aparecerem na tela, tive que parar de falar. Fiquei engasgado.

Talvez você seja um dos 93%.

Ou talvez, um dos 7% como Jon, que diria: "Eu não… e realmente não quero terminar desse jeito."

Com isso, voltamos à pergunta de Jon: *o burnout é inevitável?* Eu não soube responder direito quando ele me perguntou isso alguns anos atrás. Agora já sei responder melhor.

Não, Jon, você não precisa se esgotar. O burnout é evitável. E se você for um dos 93%, não precisa continuar assim. Eu não continuei, e você também não precisa continuar.

Dito isso, o estresse e seu primo famoso, o burnout, estão se espalhando feito uma epidemia. E, como outras doenças, às vezes você passa por isso sem nem perceber o que está acontecendo. Talvez tenha comprado este livro (ou tenha recebido de presente) e pensado: *estou estressado, mas claro que não estou com burnout.* Você está perpetuamente cansado, um pouco entorpecido e continuamente sobrecarregado, mas acha que isso é normal porque, afinal de contas, esses sintomas parecem muito normais hoje em dia.

Portanto, este não é um livro que trata de burnout. Em vez disso, é um livro que explica como evitá-lo.

Desde o meu esgotamento profissional, as coisas mudaram, e muito. Na verdade, o mundo está um pouco mais agitado, louco e complicado do que estava em 2006. Mas, dentro de mim, sinto uma paz mais

INTRODUÇÃO

profunda, uma sensação maior de alegria e lido com as demandas cada vez maiores da vida e da liderança de um jeito que me tornou capaz de realizar muito mais em muito menos tempo. Este livro foi elaborado para ajudá-lo a encontrar essa paz, alegria e produtividade muito maior também.

Uma última observação antes de começarmos. Você logo verá (se ainda não viu) que sou uma pessoa de fé e, além de ter trabalhado brevemente como advogado e de administrar uma empresa de liderança em tempo integral atualmente, servi como pastor de uma igreja local por duas décadas. Se essa minha trajetória não for nada parecida com a sua, não deixe que isso o desanime.

Embora minha vida e abordagem de liderança sejam alimentadas por minha fé, escrevi este livro intencionalmente para que os princípios funcionem independentemente de sua perspectiva religiosa. Porque são muitas as pessoas que precisam de esperança e de ajuda.

Espero que esta estrutura lhe apresente algumas estratégias práticas e poderosas que o ajudarão nas próximas décadas.

É hora de retomar sua vida e liderança. Você está pronto?

PARTE 1

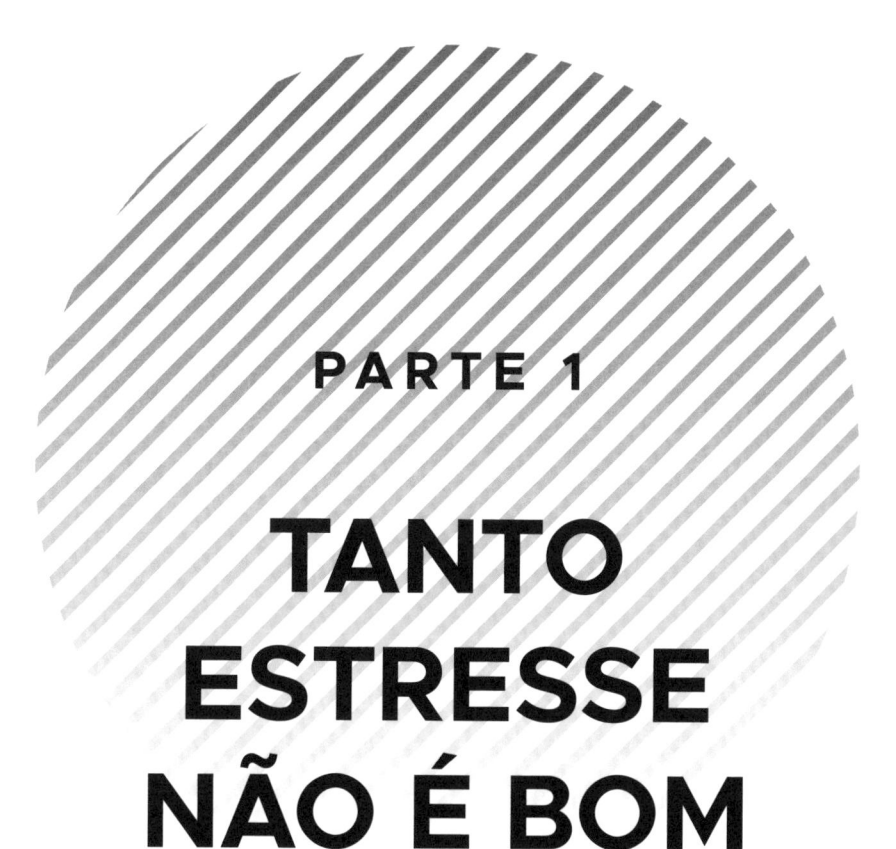

TANTO ESTRESSE NÃO É BOM

CAPÍTULO 1

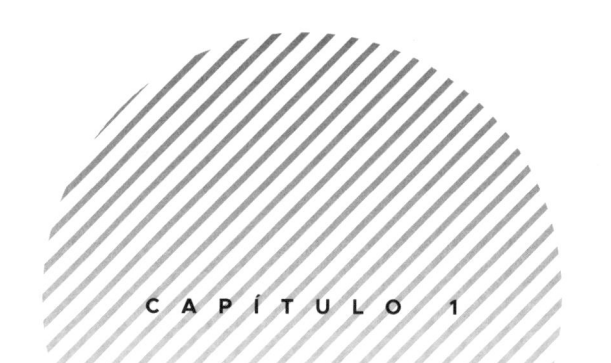

CONSTRUA UMA VIDA DA QUAL VOCÊ NÃO QUEIRA FUGIR

Por Que a Maioria de Nós, no Íntimo, se Ressente da Vida e da Carreira que Construímos com Tanto Cuidado

> O que chamamos de desespero muitas vezes é apenas o doloroso anseio de uma esperança não suprida.
>
> — *George Eliot*

Quinze anos atrás, a vida pareceu exceder, e muito, o que eu havia me proposto a viver e o que podia suportar. A organização que eu liderava havia crescido mais do que esperava, e as pressões da coordenação da equipe, desse crescimento, de um casamento de mais de uma década e da criação de dois filhos pequenos superaram minhas expectativas.

Certa noite, depois de estacionar na garagem de casa, fiquei sentado no carro, o sol havia desaparecido há pouco tempo, de modo que não era nem dia nem noite. O céu estava acinzentado, e o rádio, ligado, mas eu não estava realmente ouvindo. Mentalmente, eu estava em um impasse, sem saber se teria energia para entrar pela porta.

Acho que o jantar ainda não está pronto. Provavelmente, está tudo atrasado de novo.

Assim que entrar e decidir me deitar no sofá para recarregar as energias, não só verei Toni revirar de olhos ("Carey, como você pode estar tão cansado de novo, não percebe que preciso de sua ajuda?"), mas também serei abordado por meus dois filhos, que pularão em cima de mim, querendo brincar.

O dever de casa não está feito — isso é certo. A última coisa que quero fazer é ajudá-los nos deveres de casa. Especialmente se forem de matemática.

Então me perguntei: *Alguém já me viu? Não vi ninguém passar pela janela da frente.*

Talvez eu devesse dar marcha à ré e voltar ao trabalho. Argh.

Assim que pensei nisso, percebi que não havia saída. Havia tantos problemas para resolver no escritório — provavelmente mais do que em casa. Então, não, nada de voltar para o trabalho.

E se eu passar na casa de Andrew?

Espere. Não mando mensagem para ele há... caramba, um mês, seis semanas. Isso não vai dar certo.

Como essa situação pode melhorar? Como saio dela?

Preciso fugir.

Nem sei dizer quantas vezes eu quis fugir naquela época. Talvez não fugir de verdade, como largar meu emprego, sofrer um grande corte salarial, destruir minha carreira e fazer minha esposa pensar (de novo) que casar comigo foi um erro terrível, mas me libertar de alguma forma. Como um menino de 5 anos de idade que decide que está farto de sua família, coloca uma camiseta e uma bandana na mochila e sai correndo furioso pela rua.

Só que, no meu caso, tudo estava indo excepcionalmente bem, pelo menos olhando de fora. Eu me casara com minha namorada da faculdade e tínhamos dois filhos saudáveis. Em termos de carreira, mudara de uma rádio para o direito e acabei virando pastor de uma igreja local, (sim, eu sei, é uma das carreiras mais recomendadas por boa parte dos orientadores vocacionais). Pensei que seria apenas uma designação de dezoito meses em pequenas igrejas rurais, mas ela acabou se transformando em décadas de serviço com as mesmas pessoas em uma igreja na área de Toronto, com vários núcleos. No final da minha primeira década na função, nos tornamos a igreja que mais crescia em nossa denominação e uma das maiores do país.

Então… foi um sucesso, não é? Bem, em muitas frentes, sim. Só que, dentro de mim, a pressão só crescia. Eu realmente não sabia como liderar uma equipe em crescimento. Fingi que sabia, mas minha estratégia de improvisar estava se desgastando (e irritando os outros).

Também fiquei impressionado com o número de pessoas que frequentavam nossa igreja. Memorizar nomes (algo em que eu já fora muito bom a certa altura) tornou-se um exercício inútil, pois meu cérebro ficava sobrecarregado constantemente.

"Que bom ver você aqui. É sua primeira vez? Qual é o seu nome mesmo?"

"É Dave. O mesmo nome que falei na semana passada e na anterior, quando nos conhecemos."

"Certo… Dave."

É, isso aconteceu mesmo. Que tipo de pastor não lembra o nome dos outros?

Minha fórmula para lidar com o crescimento era tão simples quanto estúpida: mais pessoas equivalem a mais horas de trabalho. Como resultado, eu estava pulando horas de sono, o que fazia com que eu me sentisse, ao mesmo tempo, inconsciente e irascível na maioria dos dias. Eu não tinha ideia de como liderar algo maior. Se o crescimento continuasse, minha única estratégia era trabalhar mais, mas eu estava começando a sentir que isso me levaria a algum precipício, chegando a uma morte prematura. Eu estava bem otimista no início de minha liderança, mas recentemente, começara a me perguntar: *Será que consigo dar conta sozinho?*

Minha incapacidade de acompanhar o trabalho também me levou a falhar em casa. Minha família raramente me via nos meus melhores momentos. Algo pequeno, como pisar descalço em uma peça de Lego podia me levar a um colapso que durava o dia inteiro.

Essas são apenas algumas amostras da minha vida na época. Tudo parecia tão insustentável. Se as coisas ficassem mais complicadas ou mais sobrecarregadas, elas me levariam embora como uma folha em uma tempestade de vento.

Pior, eu não tinha nem 40 anos. Ficava pensando: *Por favor, não me diga que há mais décadas assim pela frente!*

Com isso, voltamos à questão da fuga. Eu não ficava pensando em uma rede em Fiji, onde pudesse descansar, ou em uma vida alternativa em alguma cidade nova com cafés melhores. Não, eu queria era fugir para um armazém.

Ao contrário do meu trabalho atual, o armazém oferecia *muitos* atrativos. Gerenciar caixas de papelão seria muito mais simples do que gerenciar os desafios da liderança. Descarregar um palete era muito mais atraente do que lidar com mais uma pessoa no meu escritório descarregando sua raiva em cima de mim. E o melhor de trabalhar em um depósito é que quando você empilha as caixas, elas ficam empilhadas. Isso contrasta fortemente com as pessoas, que nunca parecem fazer o que você quer.

Não é como se eu não quisesse ou não tivesse ajudado a criar tudo que acontece na minha vida. Sim, ela é imprevisível, e não, não era possível ter previsto os detalhes, mas eu me propusera a tudo, exceto, é claro, ao estresse. É como se a vida que construí com tanto cuidado se voltasse contra mim, me traísse. Não era para ser assim.

FALTA TEMPO, ENERGIA, E SOBRAM TAREFAS

Quando eu estava vivendo de um jeito que me fazia querer fugir, sentia que nunca tinha tempo suficiente para fazer o que realmente importava, muito menos para as pilhas de coisas que precisava resolver.

Meu nível de energia estava perpetuamente baixo, como se eu estivesse alternando entre o piloto automático e um universo zumbi. Às vezes parecia que me bastava um dia ruim para me esvair completamente. E quanto às minhas prioridades, era como se eu quase não tivesse controle sobre minha vida, porque a possibilidade de fazer o que queria era sequestrada diariamente — não, melhor, de hora em hora — por outras pessoas e compromissos.

Eu não queria estragar minha vida, mas tive a sensação de que era exatamente isso que estava fazendo. Estava sobrecarregado, cheio de compromissos e trabalhando além da conta, exatamente com o que achava que queria fazer da minha vida. Igualmente desanimadora era a realidade de que meus sonhos estavam sendo excluídos no processo. Eu sempre quis escrever um livro. Antes dos 40 anos de idade, não havia digitado literalmente nenhuma palavra, não saíra em busca desse sonho. Minha família não estava atingindo nossas metas financeiras. Para piorar, eu não tinha hobbies, nunca encontrava tempo para me exercitar e me ressentia silenciosamente das pessoas que arranjavam tempo para aproveitar a vida. Eu mal sobrevivia.

> **Muitas pessoas estão sobrecarregadas, cheias de compromissos, trabalhando além da conta, exatamente com o que achavam que queriam fazer da vida.**

No fim das contas, tudo isso me acertou em cheio. Em 2006, meu ritmo insustentável não apenas me esmagou — também quase me matou. Caí de cabeça em um burnout. Passei meses sem sentir paixão alguma, minha energia estava minada e minha esperança mal tremulava.

Não era o fim, mas definitivamente parecia ser. Eu estava entorpecido. É como se meu corpo tivesse entrado em greve e dito: "Chega de loucura."

Se você não declarar um limite para o seu trabalho, seu corpo o fará.

Na mesma linha, você tem alguma ideia do efeito que o estresse crônico pode ter no *seu* corpo? Claro, talvez você não tenha tido um burnout. Mas se você acha que o estresse não lhe custa nada, é melhor reconsiderar.

O PREÇO DO ESTRESSE

O estresse — que é clinicamente definido como "qualquer estímulo intrínseco ou extrínseco que evoca uma resposta biológica"[1] — aparentemente pode causar danos bem sérios. A Associação Norte-americana de Psicologia observou que o impacto do estresse pode incluir dores de cabeça, dor crônica, falta de ar e ataques de pânico. Ele também tem sido associado a azia, refluxo ácido, inchaço, náusea, indigestão, perda do desejo sexual, menor contagem e motilidade espermática, e infertilidade. Além disso, o estresse pode afetar adversamente o funcionamento da memória, retardar o tempo de reação e criar distúrbios comportamentais e de humor.

Que encantador.

O estresse também pode prejudicar a comunicação entre o sistema imunológico e o eixo HPA — um sistema de feedback complexo que envolve vários órgãos e regula os hormônios do estresse, incluindo o cortisol. Não, eu também não tinha ouvido falar disso até pesquisar, mas, aparentemente, o estresse aumenta os níveis de cortisol, o que, por sua vez, pode gerar uma série de problemas de saúde física e mental, como fadiga crônica, diabetes, obesidade, depressão e distúrbios autoimunes. As pesquisas também relacionam o estresse a problemas cardiovasculares fatais, como ataques cardíacos e derrames.[2]

Surpreendentemente, essa é apenas uma lista *parcial* dos danos que o estresse pode causar, mas precisamos mesmo citar mais? Acho que não.

A tecnologia só complica tudo. Você costumava ter que ir ao escritório para trabalhar. Agora, graças ao seu telefone, o escritório vai até você — um lindo presente para todos nós que somos viciados em trabalho. Nossa incapacidade de controlar o uso da tecnologia está nos deixando mais doentes, ansiosos e mais perturbados do que nunca.

Então, dito tudo isso, você tem alguma ideia do seu nível de estresse pessoal? Para ajudá-lo a descobrir, criei um pequeno teste de burnout que pode lhe dar uma ideia aproximada de seu nível de estresse atual. Você pode fazê-lo gratuitamente em www.atyourbesttoday.com [conteúdo em inglês]*. Com os resultados, embora não sejam científicos, você pode ter uma noção de seu nível pessoal de burnout.

INDICADOR DE BURNOUT

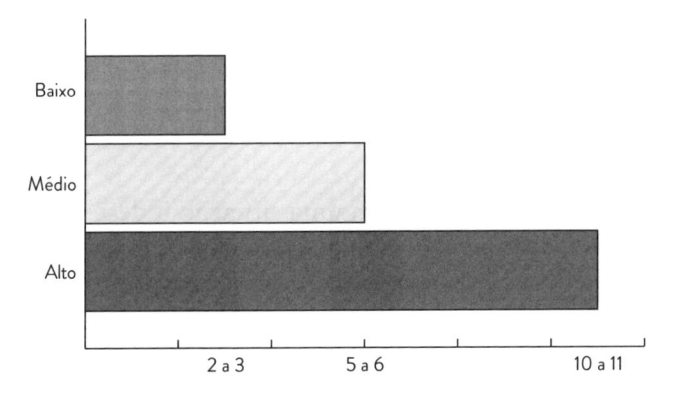

Nível	Faixa
Baixo	2 a 3
Médio	5 a 6
Alto	10 a 11

SEU OBJETIVO NÃO É SOBREVIVER

Você não escolheu uma vida repleta de doenças geradas por costumes. Nem eu. No entanto, praticamente todos estamos sobrecarregados, cheios de compromissos e trabalhando além da conta. Os pais se sentem perpetuamente atrasados. Pessoas aposentadas estão estressadas, assim como trabalhadores em cargos iniciais e estudantes do ensino médio, que estão cada vez mais sendo abalados por ansiedade e ataques de pânico. Enquanto isso, empresários, gerentes, enfermeiros, advogados,

---

* A editora não se responsabiliza pela manutenção e atualização do conteúdo do site.

comerciantes, socorristas, contadores, líderes religiosos e até mesmo os médicos — que diagnosticam nosso estresse — se veem inundados de trabalho, por tentarem dar conta de tudo.

Isso é realmente notável. Afinal, como que as pessoas mais prósperas que já viveram (ou seja, todos nos países desenvolvidos do século XXI) resumiram suas vidas a uma questão de *sobrevivência*? Sério. Quer dizer, nós dificilmente temos que fazer nossas próprias tangas ou caçar cervos na floresta para alimentar nossas famílias. Há pouca coisa em nossas vidas que exija nossa mera *sobrevivência*, mas no caminho para sermos as pessoas mais ricas e livres que já existiram, nós nos escravizamos para sobreviver.

Como diabos chegamos ao ponto de dizermos coisas como estas?

"Eu só preciso aguentar até as férias."

"Espero que eu sobreviva às provas finais."

"Realmente, meu objetivo é chegar até julho, e então vai ficar tudo bem... Assim espero."

Muitos de nós se encontram em uma situação indesejada: ressentidos com a vida e a carreira que construíram com tanto cuidado. Ou se ainda não chegaram a esse ponto, estão perto.

Então, deixe-me perguntar: *você* está querendo fugir? Sua vida está cheia de atividades por fora e tomada de um vazio emocional por dentro?

A primeira coisa a fazer é encarar a realidade.

NÃO É APENAS UMA FASE

Para reviver algo que se pareça minimamente com a esperança em meio a toda a sobrecarga, talvez você se diga que o estresse que está sentindo e a vida louca e ocupada que está vivendo não são ruins, porque é *apenas uma fase*.

Passei a minha primeira década como líder me convencendo de que estava apenas em um período agitado. Parecia uma explicação plausível. Afinal, eu tinha tantas responsabilidades. Então, dizia a meus amigos e familiares: "Sim, está uma loucura agora, mas é apenas uma fase agitada."

Ao vê-los de novo, um mês depois, repetíamos essa mesma conversa.

Por fim, meus amigos e familiares começaram a zombar de mim, como de praxe. "Você está sempre em uma fase agitada. Sempre diz isso. Hahaha!"

Eles estavam certos.

A honestidade deles finalmente me fez ser honesto comigo mesmo. Minhas sucessivas explicações sobre a novidade que estava enlouquecendo a minha vida — dizendo que tudo ficaria melhor depois que o projeto/viagem/férias/ano acabasse — me faziam parecer um cara que não tinha se dado o trabalho de ouvir seu pequeno e fútil roteiro já há algum tempo. Não use a mesma desculpa que eu. As fases, afinal, têm começos e fins. Se a sua fase agitada não tem fim, *não é uma fase — é a sua vida*.

Não estou tentando desanimá-lo. Estou tentando ajudá-lo. Talvez seja hora de ser sincero consigo mesmo sobre o que está acontecendo em sua vida.

Para ajudá-lo a ver isso sob uma nova perspectiva, deixe-me dar uma reviravolta na história. O que você diria para a próxima geração se fosse *absolutamente sincero* sobre como descobriu a *verdadeira* face da vida? Você diria algo parecido com isto?

O DISCURSO DE FORMATURA MAIS HONESTO DE TODOS

Imagine-se subindo a um palco para fazer seu primeiro discurso de formatura, dizendo a uma turma de formandos algo assim:

"Estou honrado em estar com vocês hoje em sua formatura em uma das melhores universidades do mundo. A maioria das pessoas, em um momento como este, tentaria inspirar vocês. Pessoal, estou aqui para falar sério, porque a verdade é sua amiga.

"Vocês provavelmente estão se perguntando o que está por vir. Permitam-me apresentar uma prévia.

"Para começar, a maioria de vocês está endividada em um nível muito além do confortável. Boa sorte na quitação, mas vou antecipar o futuro que vocês financiaram. Se já não estiverem apaixonados, talvez encontrem alguém em breve e se acomodem. Vocês conseguirão um emprego — espero que seja um cargo estável, se tiverem essa sorte. Em algum momento, se quiserem, poderão até ter filhos. Mas lá no fundo, haverá uma dor ainda não diagnosticada — uma sensação tácita de que há um chamado relevante para vocês, mas suas vidas estarão tão fora de controle que vocês nem conseguirão parar tempo o suficiente para descobrir seu porquê. Enquanto se sentam em um escritório dia após dia, sufocando lentamente, viverão com essa angústia de nunca chegar perto do que, pelas suas suspeitas, vocês poderiam ter sido. Não entenderão totalmente a ansiedade, é claro, mas acabarão percebendo que esta vida, que esperaram tanto tempo para ter, é aquela que os faz, na maioria dos dias, desejar fugir.

"Para alguns de vocês, a fuga acontecerá todos os dias às 16, 17 ou 21 horas — sempre que finalmente puderem voltar para casa ou fechar o notebook de vez. Acabarão comendo qualquer coisa, porque estão cansados demais para cozinhar, assistindo ao seu programa favorito, ou navegarão nas redes sociais até seus olhos arderem e vocês adormecerem com o telefone ainda na mão. Alguns encontrarão sua fuga em um terceiro copo de bourbon ou vinho na maioria das noites, ou relaxarão com um baseado ou outra ida à geladeira, porque a realidade parece um pouco pesada demais para suportar. Para outros, será a medicação prescrita que vocês não estão mais tomando conforme as orientações. Ou vocês se afastarão das pessoas que lhes são mais próximas e flertarão na internet com outras que conheceram no colégio, porque seus relacionamentos atuais são tão monótonos (apesar do que o feed do seu Instagram sugere). Ou talvez vocês vivam para o fim de semana. Ou para suas próximas férias. Ou para uma ida ao lago. Ou para o jogo. Ou para a piscina. Ou para sua próxima massagem. Qualquer coisa, menos o que vocês estão fazendo agora.

"Alguns, de maneira irônica, vão enterrar sua dor com mais trabalho. Afinal, o vício em trabalhar é o mais recompensado do país. Vocês podem ser demitidos por beber demais, mas trabalhar demais geralmente leva a uma promoção. Também lhes rende um aumento. Então, vocês se jogam na cama exaustos na maioria das noites, e, no dia seguinte, farão tudo de novo.

"Por fim, serão poucos de vocês que não cairão em nenhum desses padrões. Em vez disso, a maioria seguirá em frente e suportará quatro décadas de banalidade para realizar o sonho de ter uma vida decente quando se aposentar, supondo que viva tanto tempo.

"Tudo isso e muito mais espera por vocês, meus amigos. Bem-vindos à vida como a conhecemos."

Bem, como isso é doloroso, não é?

Por mais triste que seja ler isso, esse é o roteiro que um número excessivo de pessoas altamente "bem-sucedidas" adota. A maioria de nós já empregou alguma versão dele. Inclusive eu. Provavelmente você também.

Então, eis a nossa cultura.

Estar ocupado é o padrão.

Estar abatido é normal.

Correria o tempo todo.

A vida foi reduzida a ficar empurrando tudo com a barriga.

Resumindo? Todo esse estresse é realidade — e isso não é bom. A boa notícia é que você não precisa viver uma vida estressante todos os dias. Só porque esta é a sua vida agora, não significa que deve ser assim para sempre. Para mim não foi e para você também não será.

QUEIME O ROTEIRO

O roteiro que é aceito como uma vida normal por milhões de pessoas tem que acabar. Eu acharia ótimo se você decidisse rasgá-lo hoje. Pensando bem, vá mais longe. Queime-o. Derrame álcool nele, jogue um fósforo aceso e observe a última brasa se perder no ar. Foi isso que eu fiz.

Tendo atravessado meu burnout, eu estava determinado a viver de uma maneira fundamentalmente diferente. Como não tinha ideia de como fazer isso, passei os anos seguintes lendo muito e contratando coaches e conselheiros para me ajudar a descobrir como viver de uma maneira completamente nova. Eu estava cansado de sentir que nunca tinha tempo, cansado de me arrastar dia após dia interminável e exausto de trabalhar oito ou dez horas por dia e sentir que tinha feito tudo para outros e nada do que planejara para mim, apesar de sempre dar o meu melhor. Se isso era o normal, eu estava farto.

Eu tinha uma escolha a fazer. Em vez de ir para um armazém ou deitar em uma rede ou abandonar tudo o que construíra ao longo da minha vida até então, decidi mudar a única coisa que podia: *eu*.

Reconstruí minha vida. Minha família não mudou, fiquei casado com a mesma mulher e comprometido com nossos dois filhos. Mantive o mesmo trabalho (não estou dizendo que você precisa fazer isso, porque não é um pré-requisito para começar uma transformação). Nem saímos da cidade, apenas mudei o que estava fazendo com meus dias e o modo de fazê-lo.

Ao estudar profissionais de alta performance, percebi que eles ultrapassaram, e muito, a estratégia de gerenciamento de tempo e estavam altamente focados em gerenciar não apenas seu tempo, mas também sua energia. Normalmente, eles tinham uma coisa em comum: *faziam o que faziam de melhor quando estavam no seu melhor momento*. Em outras palavras, trabalhavam em uma área em que podiam aplicar seus principais dons e paixões quando sua energia estava no ápice durante o dia. E, como resultado, eles cumpriram suas principais prioridades dia após dia. Comecei a implementar esse ritmo em minha própria vida como um hábito fundamental.

Então, embora não tenha mudado muito por fora, comecei a mudar por dentro — para melhor. Recuperei minha vida e minha liderança. Aprender a fazer melhor uso dos meus recursos também se mostrou surpreendentemente eficaz em restaurar meu coração, derrotar meu cinismo e devolver-me uma alegria de viver que eu pensava ter desaparecido para sempre.

Vou entrar em detalhes. Depois que comecei a fazer o que fazia de melhor quando estava no meu melhor momento:

- vi nossa congregação aumentar três vezes de tamanho, comparado com o que era antes de eu sofrer com o burnout;
- superei a crise do meu casamento, de modo que eu e minha esposa nos sentimos genuinamente apaixonados novamente;
- publiquei cinco livros em onze anos;
- lancei um podcast sobre liderança e iniciei um blog que agora impacta milhões de líderes por ano;
- viajei cerca de cem dias por ano, palestrando ao redor do mundo e investindo em líderes;
- iniciei uma empresa cujos recursos ajudam pessoas a prosperarem na vida e na liderança;
- descobri três hobbies que adoro;
- comecei a me exercitar;
- perdi 9 quilos;
- comecei a dormir uma noite inteira praticamente todas as noites;
- consegui mais tempo livre do que jamais tive para aproveitar minha vida adulta;
- passei mais tempo do que nunca com minha família e também fui mais eficaz no trabalho.

Na época, eu não tinha ideia de como as mudanças que fiz me prepariam para a revolução digital dos smartphones, mídias sociais e a disponibilidade 24 horas por dia, 7 dias por semana, bem como para o rápido crescimento de minha própria liderança, que aconteceria logo. No entanto, essa transformação foi fundamental para me ajudar a prosperar durante o dilúvio que se aproximava.

Tudo isso pode parecer um pouco exagerado, mas a melhor parte é que milhares de outras pessoas a quem tive o privilégio de ensinar perceberam evoluções semelhantes quando adotaram os princípios que abordaremos. Fazer o que se faz de melhor quando se está no melhor momento desbloqueia o potencial e a liberdade em uma escala que choca muitos dos que tentam. Isso tem o potencial de mudar tudo.

FAÇA COOPERAR *A SEU FAVOR* TUDO O QUE ESTÁ *CONTRA* VOCÊ

Como já sugeri, se você observar como conduz sua vida, não importa onde esteja, o que faça ou quem esteja ao seu lado, você lidará com três ativos principais: tempo, energia e prioridades. Esteja você escrevendo seu TCC da faculdade, fundando sua empresa, abrindo uma conta, passando o dia fora do escritório com sua equipe, acordando em seu dia de folga, preparando o almoço das crianças ou até mesmo tirando férias na praia, todos os dias você luta para saber como seu tempo, energia e prioridades são gastos.

Na prática, você se depara com milhares de perguntinhas todos os dias:

- *Será que o site vai entrar no ar a tempo do lançamento?*
- *Devo me esforçar mais para tentar persuadir essa pessoa a embarcar nisso?*
- *Será que algum dia conseguirei zerar minha caixa de entrada do e-mail ou devo simplesmente desistir?*
- *De quanta cafeína vou precisar para enfrentar a reta final do dia e depois entreter todos os visitantes de fora da cidade?*
- *Devo entrevistar o novo contratado amanhã de manhã ou esperar até a tarde para poder fazer meu trabalho primeiro?*
- *Será que realmente tenho tempo para uma partida de golfe antes da aula de dança da minha filha?*
- *Pesquiso um pouco mais para o TCC ou saio com meus amigos?*
- *Vou à praia hoje ou vou à cidade para explorar um vilarejo aqui perto?*

Durante anos, parecia que o tempo, a energia e as prioridades estavam contra mim. Quando você não tem uma estratégia intencional para gerenciar esses três ativos, é exatamente isso que acontece.

Mas, de quinze anos para cá, tenho vivido de uma maneira totalmente diferente e quero ajudá-lo a aprender a aproveitar ao máximo seu próprio tempo, energia e prioridades.

E se você pudesse controlar sua agenda e aprender a dizer "não" sem a ameaça de perder amigos ou influência?

E se pudesse se tornar muito melhor no que faz e ainda trabalhar menos horas?

E se pudesse proteger seu tempo, priorizar sua família e ainda arrasar no trabalho?

Aplicando o que aprenderam com os princípios de O *Seu Melhor*, as pessoas abaixo atingiram belos resultados (são todos testemunhos verdadeiros):

- Jeff e Al mapearam os níveis de energia de sua equipe de oitenta membros e reorganizaram suas agendas de reuniões para aumentar a produtividade e aprofundar o engajamento dos funcionários.
- Christina descobriu "níveis insanos de produtividade" para desenvolver um app para smartphone, malhar e passar mais tempo com seu bebê recém-nascido.
- John perdeu 30 quilos ao reservar tempo para uma alimentação mais saudável, exercícios e uma boa noite de sono. Ele também construiu um deck em sua casa, começou a fazer caminhadas e arrumou um hobby.
- Steven começou um blog — algo que ele já queria fazer há muito tempo.
- Cassi ficou menos estressada, tornou-se significativamente mais presente para os filhos e, ao mesmo tempo, começou um blog, ficou mais ativa nas redes sociais e escreveu a proposta de seu primeiro livro, que está apresentando às editoras.
- Andrew começou a tirar um dia inteiro de folga todas as semanas pela primeira vez.
- Dave, um pastor e pai de dois filhos com menos de 4 anos, usou as horas extras que conseguiu liberar para ficar em casa com a família muito mais frequentemente e aprender a falar sem usar anotações.
- Zach começou seu doutorado.

- Joel, diretor-executivo de uma organização sem fins lucrativos que ajuda estudantes, estendeu sua presença de 12 para 29 escolas em 4 meses, quase dobrando o número de alunos atendidos, de 800 para 1.500.

O estresse constante nega a muitas pessoas a permissão para sonhar ou realizar o que têm vocação para fazer. O que a maioria das pessoas descobriu ao aplicar os princípios que abordaremos é que existe uma maneira de viver muito melhor do que mal sobreviver ao dia, acordando e repetindo o trabalho penoso no dia seguinte.

QUAL É O SEU SONHO?

Adoro perguntar sobre os sonhos dos outros.

Às vezes, os sonhos parecem grandes. Empreendedores anunciam uma nova ideia que estão lutando para tirar do papel em meio a um milhão de obstáculos. CEOs me contam que desejam, e muito, encontrar uma alternativa para a pressão incessante. Conversei com muitas pessoas que desejam escrever um livro ou lançar um podcast, mas que simplesmente não conseguem encontrar espaço para realizar tais desejos.

Às vezes os sonhos são tão simples que me fazem sorrir, porque todos nós temos coisas e pessoas maravilhosas que, em algum momento, foram excluídas de nossas vidas. Uma mulher me disse que só queria mesmo era um jardim sem ervas daninhas — suas plantas costumavam lhe dar vida. Outra me contou que costumava pintar aquarela e adoraria recuperar a centelha de felicidade que a pintura trazia a sua vida. Os pais me dizem que sentem falta de ver seus filhos praticando esportes e que não aguentam mais chegar atrasados para as peças da escola. As mães me contam que estão cansadas de se distanciar dos filhos, que amam, e de sentir que não podem lhes dar o que é realmente necessário. Outras me dizem que querem apenas um dia de folga de verdade, sem interrupções, para variar.

Você provavelmente tem um sonho — ou talvez até uma vocação — que se escondeu há muito tempo ou parece tão impossível que você tem até medo de expressar em voz alta, ou até mesmo admitir sua existência. Nesta jornada, você ganhará espaço para voltar a sonhar e aprender a estratégia que vai liberar tempo para correr atrás desse sonho.

Não sei quais são seus objetivos e sonhos ou qual é sua vocação na vida, mas sei que é possível não apenas desestressar, evitar o burnout e se recuperar dele, mas também *prosperar*. Viver de maneira plena. Eu acharia ótimo se você saísse desse pântano sugador de almas que passa pela existência — o trabalho que nunca consegue fazer avançar, os sonhos que deixou morrer, a alma que negligenciou, o interminável feed das redes sociais que desperta inveja, raiva e vazio ao mesmo tempo, o entorpecimento que você se permitiu acreditar que é normal — e abrace uma abordagem que será muito mais revigorante. Para realmente alcançar o seu melhor, não o de outra pessoa, o seu.

É disso que trata este livro.

Se você persistir nas próximas horas, verá resultados que nunca imaginou serem possíveis. E quando terminar, terá construído uma vida da qual não queira mais fugir. Em vez disso, você pode realmente amá-la.

UM RESUMO DO CAPÍTULO 1

- A fórmula típica de crescimento é tão simples quanto estúpida: mais pessoas equivalem a mais horas de trabalho.
- Muitas pessoas estão sobrecarregadas, cheias de compromissos e trabalhando além da conta, exatamente com o que achavam que queriam fazer da vida.
- Se você não declarar um limite para o seu trabalho, seu corpo o fará.
- Você costumava ter que ir ao escritório para trabalhar. Agora, graças ao seu telefone, o escritório vai até você.
- As pessoas mais prósperas que já viveram (ou seja, todos nos países desenvolvidos do século XXI) resumiram suas vidas a uma questão de sobrevivência.

- Muitas pessoas constroem vidas das quais querem fugir.
- Se sua fase agitada não tem fim, não é uma fase — é a sua vida.
- O vício em trabalhar é o mais recompensado da nossa sociedade.
- Aqueles que têm melhor desempenho fazem o que fazem melhor quando estão no seu melhor momento — eles trabalham em uma área em que podem aplicar seus maiores dons e paixões quando sua energia está no ápice.
- Todos recebem três ativos principais todos os dias: tempo, energia e prioridades.
- Quando você não tem uma estratégia intencional, o tempo, a energia e as prioridades ficam contra você, não a seu favor.
- Você pode proteger seu tempo, priorizar sua família e ainda arrasar no trabalho.
- O estresse constante nega a muitas pessoas a permissão para sonhar ou realizar o que têm vocação para fazer.

× × ×

CAPÍTULO 2

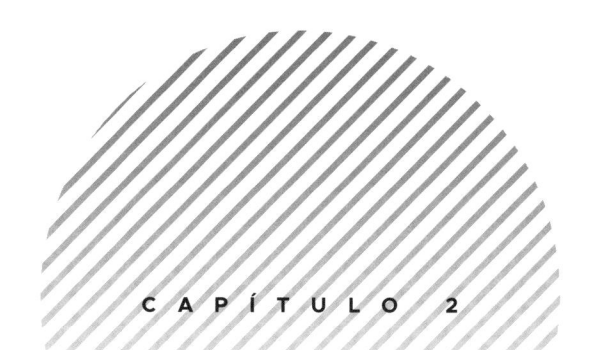

CHEGA DESSA VIDA LOUCA E OCUPADA

Viva Hoje de uma Maneira que o Ajude a Prosperar Amanhã

A ansiedade é a vertigem da liberdade.

— *Søren Kierkegaard*

Se você ouvir os conselhos criados para ajudar as pessoas que estão sobrecarregadas e estressadas, que são oferecidos por amigos, mentores e gurus online, essas dicas padrão para vencer uma vida louca e ocupada geralmente se parecem com as seguintes: (1) tenha uma quantidade adequada de horas de sono todas as noites; (2) pratique exercícios físicos regularmente e (3) cuide bem de seus relacionamentos mais importantes.

São todos conselhos realmente bons.

Só que trazem alguns problemas. Em primeiro lugar, são todas coisas que você já sabe. Em segundo lugar, se elas bastassem, você poderia atingir um estado de êxtase amanhã mesmo. E em terceiro lugar, mesmo quando praticados, esses três métodos terapêuticos mal aliviam a tensão. Mesmo pessoas que descansam consideravelmente, têm amigos e são atléticas estão estressadas.

Então sua luta continua.

Outro conselho frequente e bem-intencionado é o de tirar mais tempo de folga. Os gurus afirmam: "Certifique-se de tirar um dia de folga regularmente toda semana ou tire o fim de semana inteiro. Recarregue suas baterias e renove suas forças." Outros acrescentarão que você deve tirar *todos* os seus dias de férias, e se for um dos sortudos que recebe um mês de férias remuneradas, isso é um ótimo negócio. Mais uma vez, tiro o chapéu para as pessoas que usam seus dias de folga. Essa é uma ideia muito boa.

Se você trabalha para uma empresa progressista *de verdade* ou sem fins lucrativos, talvez ela até lhe conceda um ano sabático. Então, uma vez a cada sete anos, você (provavelmente exausto) tira alguns meses de folga, vive uma vida temporariamente mágica em alguma vila no sul da França, onde pode comprar macarons frescos na confeitaria todas as manhãs, e interrompe seu êxtase ao voltar à vida nos subúrbios, onde você rapidamente ficará ressentido com os próximos sete anos.

Muitas vezes, fico intrigado com o motivo de períodos sabáticos, férias extensas, sono adequado e até mesmo exercícios raramente resolverem os problemas de burnout e a sensação perpétua de sobrecarga.

Eis o porquê.

A *folga* não vai curá-lo quando o problema é como você administra seu tempo no *trabalho*. É ridículo pensar que alguns dias ou meses de folga resolverão os problemas criados por uma vida perpetuamente esmagadora. Apresentar um dia de folga ou férias como solução para a sensação de sobrecarga crônica é tão estratégico quanto dizer a um alcoólatra que ele deve parar de beber às quintas-feiras.

Além disso, esse modo de pensar ("dias de folga são a minha resposta para tudo") o deixa com vontade de estar em outro lugar. Você passará a vida trabalhando pelo fim de semana. Viver para tirar folga é apenas mais uma forma de escapar.

A folga não vai curá-lo quando o problema é como você administra seu tempo no trabalho.

Dias de folga, férias e até anos sabáticos não são uma solução completa para um ritmo insustentável.

Só adotar um ritmo sustentável que vai resolver um ritmo insustentável.

RECONHECER O PADRÃO: VOCÊ ESTÁ SENDO SUGADO PELA ESPIRAL DO ESTRESSE

Você pode ter reconhecido sua história no primeiro capítulo, mas o buraco é mais embaixo, há uma série de padrões que moldaram sua história. Na verdade, sua vida consiste em uma série de padrões contínuos. Sei que você provavelmente pensa que é mais criativo, que não segue padrões (eu também gosto de pensar assim), mas tente colocar a escova de dentes para outra gaveta, fazer outro caminho do trabalho para casa ou sentar em um local diferente na mesa de jantar esta noite e entenderá o que quero dizer. A maioria de nós é muito mais apegada a hábitos do que imaginamos.

Alguns dos padrões que você está repetindo atualmente o levaram ao que chamei de Espiral do Estresse — na qual você se sente perpetuamente sobrecarregado, cheio de compromissos e trabalhando além da conta. Veja se você reconhece estas dinâmicas.

Tempo Sem Foco

Veja como a Espiral do Estresse o suga e puxa para baixo. Todos os dias, recebemos o imenso presente do tempo, mas vivemos como se ele nunca fosse suficiente. Uma das principais razões para isso é a nossa incapacidade de concentrar o tempo. Temos a tendência de tratar todas as horas do dia como se fossem iguais, mesmo que não sejam. Pense nisto: conversar com sua cara-metade às 15 horas é provavelmente uma experiência muito diferente de fazê-lo às 3 horas da madrugada. Mesmo que você sinta essa diferença intuitivamente, se for como muitas outras pessoas, na maior parte das horas de seu dia, você não canaliza seu tempo de forma intencional.

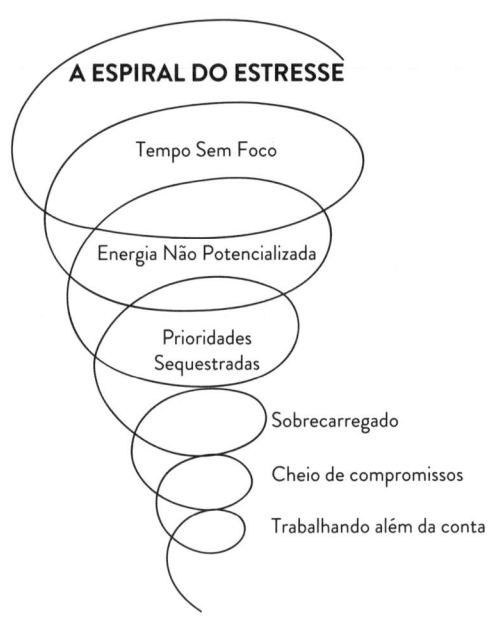

A ESPIRAL DO ESTRESSE

- Tempo Sem Foco
- Energia Não Potencializada
- Prioridades Sequestradas
- Sobrecarregado
- Cheio de compromissos
- Trabalhando além da conta

Como resultado, você geralmente faz suas tarefas mais importantes aleatoriamente, espremendo-as nos horários que sobraram ou, às vezes, simplesmente ignorando-as (como aquela reunião importante para a qual você deveria estar se preparando agora). Você deixa de usar suas horas mais produtivas para fazer o que faz de melhor. Não concentrar seu tempo significa que você não atribui intencionalmente atividades específicas a espaços de tempo designados, a não ser, talvez, decidir almoçar às 12h30 ou ir à academia às 16 horas. As reuniões acontecem aleatoriamente. Interrupções e distrações dominam seu tempo não programado, portanto, mesmo quando você reserva algumas horas para fazer as coisas, seu tempo geralmente é sequestrado. Você fica frustrado com as outras pessoas que o interrompem e tomam seu tempo, mas como verá, elas só não o valorizam porque você também não o valoriza — ou pelo menos ainda não aprendeu a valorizá-lo.

Consequentemente, você vive com a constante sensação de não ter tempo. Sua lista de tarefas só parece aumentar, e essa sensação torturante *(Nunca tenho tempo!)* continua crescendo. Mesmo que às vezes você traia o sono para tentar recuperar o atraso, raramente parece progredir e se sente culpado por trabalhar longas horas para manter as tarefas em dia. Sua resposta para tudo é *se esforçar mais* ou *ser mais eficiente,* mas nada parece aliviar a tensão ou resolver o problema.

A boa notícia é que não concentrar o tempo é 100% corrigível. É que a maioria das pessoas nunca chega lá, mas você vai conseguir.

Energia Não Potencializada

Embora quase todas as pessoas apanhadas pela Espiral do Estresse percebam que estão competindo *com* o tempo *por* tempo, poucas prestam atenção na própria energia, a não ser quando reclamam que estão desanimadas. O que é uma pena, porque a energia — mesmo sendo *pouca* — pode ser aproveitada de uma forma surpreendentemente útil.

A energia não potencializada surge da falha em cooperar com seus níveis de energia pessoal, que oscilam ao longo do dia. Não aproveitá-la significa desperdiçar suas horas mais produtivas, não de propósito, mas por não saber quais são elas ou como programar sua vida em torno delas.

Quando você finalmente chega às tarefas ou pessoas mais importantes, está cansado demais para se envolver de maneira profunda ou, pelo menos, muito menos envolvido do que poderia estar. Em termos de vocação, seu trabalho mais importante geralmente é penalizado, porque não é nele que você gasta a melhor parte de sua energia.

Em termos de relacionamentos, você raramente está em seus melhores momentos quando lida com sua família, seus colegas de trabalho e funcionários mais próximos.

Prioridades Sequestradas

A Espiral do Estresse o suga ainda mais quando você precisa descartar suas melhores intenções porque suas prioridades foram sequestradas. Esse sequestro acontece quando você permite que outras pessoas determinem o que você deve fazer. Eu sei que foi uma frase simples, mas me deixe repeti-la.

Esse sequestro acontece quando você permite que outras pessoas determinem o que você deve fazer.

Para aqueles apanhados pela Espiral do Estresse, isso descreve praticamente todos os dias de suas vidas, incluindo os de folga. Como resultado, apesar da determinação de avançar, eles passam grande parte do dia respondendo ao bombardeio diário de mensagens, SMSs, e-mails, DMs e outras interrupções. Isso os leva a sentir que nunca têm a capacidade para fazer o que deveriam fazer.

Pessoas que têm as prioridades consistentemente sequestradas geralmente não aprenderam a dizer não. Muitas vezes, elas nem percebem que *podem* dizer não. Mesmo que entendam que isso é importante, não sabem como fazê-lo de uma forma que não queime seu filme ou ofenda os outros.

Não é à toa que estão estressadas.

Esses, em poucas palavras, são os padrões que você encontrará na vida das pessoas apanhadas pela Espiral do Estresse. Eram os meus também. A Espiral do Estresse é tão perniciosa que cair nela é inevitável, a menos que você saiba como resistir à sua força com uma contraestratégia, que felizmente, existe.

O CICLO DA PROSPERIDADE: FAZER O QUE SE FAZ DE MELHOR DURANTE O SEU MELHOR

Na Espiral do Estresse, quase tudo é aleatório, porque não há estratégia. O tempo é gasto aleatoriamente. Por não levar a sério seus níveis de energia, você lida com as coisas de maneira dispersa, encaixando-as sempre que possível. Interrupções e distrações o impedem de entender suas prioridades. Você realmente não refletiu sobre seus talentos (fala sério, qual o seu *forte*?) e, na maioria das vezes, nem sabe muito bem quando é o seu melhor.

O estresse tem padrões, e a prosperidade, também. O oposto da Espiral do Estresse é o que chamaremos de Ciclo da Prosperidade. E em seu âmago, está o hábito de fazer o que você faz de melhor quando está no seu auge. Para mim, isso foi a alavanca de Arquimedes que mudou minha vida. Isso gerou toda a produtividade que compartilhei com você no capítulo anterior (e mais), porém, ainda por cima, resultou em uma paz mais profunda e duradoura. Essa paz vem, entre outras coisas, da certeza de que, se eu puder aplicar meu talento quando estou no meu melhor durante uma boa parte do dia (ao fazer com que tempo, energia e prioridades cooperem a meu favor), minha eficácia aumenta — meu trabalho melhora muito, e minha vida doméstica ganha uma qualidade e alegria que lhe faltava há muitos anos.

Para estar no seu melhor, é preciso concentrar seu tempo, na potencialização de sua energia e na percepção de suas prioridades. Quando essas três coisas funcionam em sincronia, você passa para o Ciclo da Prosperidade, um círculo virtuoso que o conduzirá com muito mais eficiência pelos dias e décadas que virão. Uma vez que começar a dominar os padrões, princípios e estratégias do Ciclo da Prosperidade, o resultado (como verá em breve) é que você realiza seus sonhos, já não adia a esperança e realiza muito mais em menos tempo.

Pode não ser surpresa, mas as estratégias do Ciclo da Prosperidade são essencialmente o oposto das abordagens da Espiral do Estresse. Às vezes, a chave para o sucesso é realmente fazer o oposto do que todo mundo está fazendo (como comprar quando todo mundo está vendendo e vice-versa). Isso é verdade quando se trata de hábitos pessoais, ritmo e disciplina.

Esta é apenas uma breve visão geral do Ciclo da Prosperidade, porque, bem, é isso que vamos explorar em detalhes pelo resto do livro, buscando aplicações na vida real. Para que você possa entender esse panorama, aqui está uma visão geral de como prosperar fazendo o que você faz de melhor quando está no seu auge, colocando tempo, energia e prioridades a seu favor.

O CLICO DA PROSPERIDADE

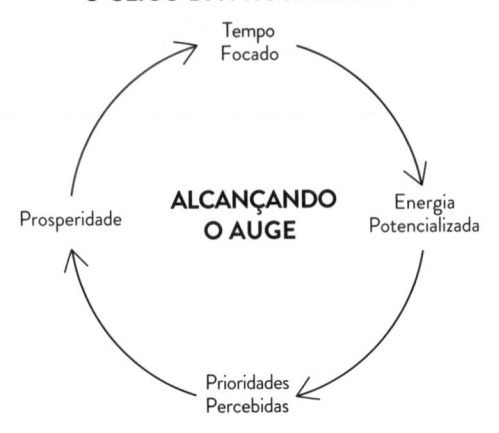

Tempo Focado → Energia Potencializada → Prioridades Percebidas → Prosperidade → (ALCANÇANDO O AUGE)

Tempo Concentrado

Em vez de gastar seu tempo aleatoriamente, no Ciclo da Prosperidade você o concentra por meio de várias abordagens. A primeira reorientação do foco envolve uma mudança de atitude no seu jeito de *pensar* sobre o tempo. A grande surpresa? Dá, sim, tempo de fazer o que quiser. E claro, se isso soa um pouco otimista demais para você, espere até o Capítulo 3, onde você verá como esse princípio é real. É importante pensar. A maioria das pessoas não pensa em valorizar seu tempo da mesma forma intencional que pensa em valorizar um novo par de sapatos (que provavelmente nem terá mais em dois anos).

Existem outros ajustes que exploraremos sobre seu lidar com o tempo, mas a maior mudança ocorre quando você percebe que tem apenas um número limitado de horas altamente produtivas no dia. Algumas horas produzirão melhores resultados do que outras, e focar seu tempo significa que você tratará essas horas de maneira diferente e, com isso, descobrirá níveis de produtividade muito mais altos do que está acostumado a ter. Essas horas limitadas durante as quais você está no seu melhor, compõem algo que logo passarei a chamar de Zona Verde. Você aprenderá como descobrir suas horas mais produtivas no Capítulo 4.

Resumindo: Ter foco em seu tempo o ajudará a realizar mais em menos tempo.

Energia Potencializada

O verdadeiro poder do Ciclo da Prosperidade acontece aqui, quando você aprende a alavancar seus níveis de energia, que aumentam e diminuem ao longo do dia.

Por padrão, a maioria das pessoas compete com seus níveis de energia, tentando superar os fluxos baixos ou até mesmo negar que está passando por dificuldades em um determinado momento. Em vez de competir com seus níveis de energia, você aprenderá a cooperar com eles. Potencializar sua energia (além de concentrar seu tempo) o levará ao pico da produtividade, que vem do uso diário de suas horas da Zona Verde, nas quais você faz o que faz de melhor durante seu melhor momento.

Tendo realizado seu trabalho mais importante durante sua Zona Verde, você estará livre para fazer outras coisas quando sua energia diminuir — atingindo a Zona Amarela e a Zona Vermelha. Como pode imaginar pelas cores amarelo e vermelho, essas são as zonas onde sua energia está entre um nível médio e, bem, o abatimento. E como verá, isso é perfeitamente aceitável e muito natural. Você começará a cooperar com essas realidades, e isso será mais libertador do que imagina.

A maioria das pessoas se concentra em administrar seu tempo, mas nunca pensa em administrar sua energia. No entanto, é ao potencializar sua energia que você começa a ver resultados exponenciais. Quando o fizer, perceberá que é capaz não apenas de produzir *mais* no trabalho, mas também de fazer um trabalho muito *melhor* do que pensava ser possível.

Prioridades Percebidas

Até agora, mostrei só a parte divertida da teoria. Mas é aqui que entram as estratégias que o ajudarão a concretizar suas prioridades. Você aprenderá uma série de táticas, dicas e estratégias que o ajudarão a eliminar distrações, a dizer "não", a descobrir como lidar com as complexidades da mudança e do crescimento e a proteger sua Zona Verde todos os dias para que você possa realizar mais em menos tempo.

No centro disso, está a sua agenda. Para fazer tudo funcionar perfeitamente, você começará a abordá-la de uma maneira muito diferente. Com a disciplina de agendar suas zonas de energia, prioridades e relacionamentos-chave, tudo o que você aprendeu passará da intenção à realidade.

Como resultado, em vez de permitir que outras pessoas, interrupções e o barulho da vida cotidiana sabotem suas prioridades, você as realizará. Terá reservado tempo para as coisas e pessoas que mais importam.

× × ×

Esse é o panorama. Voltaremos a esses conceitos básicos repetidas vezes e, ao final do livro, tudo isso parecerá um conjunto de atalhos para uma vida muito menos estressante.

UMA MÁXIMA SIMPLES QUE RESUME TUDO

À medida que aprendi as estratégias que acabei de apresentar a você e que agora começarei a explorar em detalhes, me vi tentando encontrar uma máxima que resumisse tudo. O mantra que adotei é tão simples que você pode ficar tentado a rejeitá-lo. Mas é algo que me guia há anos e espero que possa guiá-lo também: "Viva hoje de uma maneira que o ajude a prosperar amanhã."

Quando coloco todos os componentes do Ciclo da Prosperidade para funcionarem conjuntamente, é isso que acontece. Esse mantra também é a antítese de como a maioria das pessoas na Espiral do Estresse conduz suas vidas. O mantra da Espiral do Estresse, por sua vez, pode ser: "Viva hoje de uma maneira que o faça *passar por dificuldades* amanhã."

Viver hoje de uma maneira que o ajude a prosperar amanhã também se tornará um pequeno relatório de desempenho que lhe fornecerá um feedback instantâneo sobre a sustentabilidade do seu ritmo atual. Se você não estiver prosperando (quer dizer que o amanhã será uma bagunça), isso o lembrará de ajustar as coisas, e você terá as ferramentas necessárias para fazê-lo.

> ## *Viva hoje de uma maneira que o ajude a prosperar amanhã.*

Antes de entrarmos nos detalhes do Ciclo da Prosperidade nos capítulos a seguir, é importante definir prosperidade. Para mim (e para a maioria dos líderes que treinei nesse modelo), prosperar de verdade não significa que você está tendo sucesso em apenas uma parte de sua vida; significa que está prosperando em *todas*. Pessoas motivadas muitas vezes usam o êxito no trabalho como desculpa para justificar sua vida pessoal terrível. Por muito tempo, aceitei essa mentira. Já não aceito mais. Ser bem-sucedido no trabalho e fracassar em casa significa que você está fracassando, e ponto final.

Ao aplicar essa máxima, não pense apenas no trabalho ou nas tarefas. Prosperar deve abranger a vida *inteira*. Confie em mim — essas estratégias vão ajudá-lo a arrasar no trabalho. Mas, por favor, pense também nos outros. Pense na sua alma. Pense no seu propósito. O Ciclo da Prosperidade o introduzirá (ou reintroduzirá) na parte da vida que mais importa: uma existência significativa.

Eu avalio regularmente se estou prosperando em cinco áreas principais da minha vida: espiritual, interacional, emocional, financeira e física. Sempre que faço isso, o resultado é uma maior margem e mais saúde em todos os cinco aspectos da vida.

SABE A MARGEM?

Margem é *espaço*. É folga para respirar. Ter margem é tão raro em nossa cultura, que sempre ocupa cada minuto livre com alguma coisa. A tecnologia não nos ajudou muito nesse aspecto.

Margem é o que você via quando era criança, e suas férias de verão de seis semanas pareciam durar um ano (ou uma década) comparadas com as de hoje. É o que você tinha quando estava *muuuito* entediado e sua mãe lhe dizia para encontrar algo de divertido para fazer até o jantar, mas você revirava os olhos, percebendo que parecia uma eternidade até lá. Margem é quando você usava sua nota de 10 para comprar todos os doces e chicletes que queria e ainda recebia troco. Margens são as sobras, o extra, a graça.

Sim, eu sei — já faz um tempo.

Ao dominar os conceitos à frente e pensar de forma holística, você começará a criar margem em sua agenda, terá energia sobrando no final do dia de trabalho e um novo sistema, o que significa que outras pessoas não vão se amontoar na sua tomada de decisões. Se você é uma pessoa de fé, como eu, isso disponibilizará tempo para desenvolver sua espiritualidade por meio da oração, meditação, reflexão e vida comunitária.

Criar margem permite que reserve um tempo para si mesmo. Você vai dedicar um tempo para se conhecer melhor e resolver suas coisas — afinal, a autoconsciência e a inteligência emocional são alguns dos maiores indicadores de sucesso na liderança e na vida. A maioria das pessoas nunca encontra tempo para crescer como indivíduos, e isso é uma pena.

Prosperar significa ter um melhor autocuidado — ter uma boa noite de sono (e talvez tirar cochilos), comer refeições mais saudáveis e ir à academia, malhar um pouco ou sair para correr com mais regularidade.

Você encontrará espaço para cultivar relacionamentos revigorantes novamente, passando noites tão agradáveis que você perderá a noção do tempo — sabe, o tipo de encontro em que parece ter passado só uma hora, mas, na verdade, foram cinco. (Pense nisso como uma vingança pelas reuniões em que cinco minutos pareciam cinco horas.) Você conseguirá tempo para os tipos de momentos com os amigos durante os quais você ri até chorar e sua barriga doer.

A intimidade, afinal, é uma experiência compartilhada, e criar um ritmo regular de experiências compartilhadas com um punhado de amigos próximos e familiares o ajudará a prosperar. À medida que você se torna muito mais produtivo no trabalho e estabelece limites mais saudáveis, vai liberar muito mais tempo para se alegrar.

Por fim, prosperar significa criar margem também em suas finanças. Muitas vezes, a razão para as pessoas enfrentarem dificuldades financeiras é que elas não dedicam o tempo necessário para realmente lidar com sua condição. Já ouvimos falar de pessoas que ganham 300 mil por ano, mas têm muitas dívidas. Também conhecemos outras que ganham apenas 30 mil por ano, mas têm dinheiro guardado no banco. A margem tem mais a ver com hábitos saudáveis do que com renda. Já vivi com margem financeira e já vivi sem. Eu lhe garanto que a primeira alternativa é muito melhor. Se ainda não conseguiu, você vai arranjar tempo para desenvolver hábitos melhores.

Uma das minhas coisas favoritas sobre a margem advinda de um estilo de vida que me ajudará a prosperar amanhã é que isso me torna uma pessoa mais legal. Se você me encontrar em um dia ruim, verá que é muito fácil eu perder a linha. Se falar comigo quando sinto que tenho tempo de sobra, vou sorrir, puxar uma cadeira e convidá-lo para bater um papo. Sou a pessoa mais gentil de todas quando tenho mais margem. E imagino que seu caso seja o mesmo.

TODOS OS DIAS SERÃO PERFEITOS?

As vantagens de fazer o que você faz de melhor quando está no seu melhor parecem incríveis, não é? "Todos os dias serão perfeitos, Carey?", você me pergunta. "Vamos passar todas as tardes de terça-feira deitados em redes, tomando uma bebida gelada?"

Felizmente para mim, sim, é exatamente assim que é minha vida. Todos os dias *são* perfeitos.

Ok. Isso é uma *mentira descarada*.

Não, nem todos os dias serão perfeitos. Basta perguntar a minha esposa. Meus filhos. Minha equipe. Meus amigos.

Eu estrago tudo? Sim. Estrago.

O desafio — meu desafio — é que a vida não é estática, e estou longe de ser impecável. Você pode fazer tudo o que mencionamos neste livro — finalmente conseguir que tempo, energia e prioridades cooperem a seu favor, dominar sua nova Agenda da Prosperidade, alcançar seus objetivos — e, dois meses depois, enfrentar um obstáculo. Sua organização pode aumentar novamente (ou diminuir). Você pode entrar em uma nova rede social e encontrar uma nova distração que suga o seu dia. Pode se mudar para uma nova casa ou para uma nova cidade e trocar de emprego. Ou talvez, porque você é humano, como eu, pode esquecer a estratégia por um tempo e voltar aos velhos hábitos. Ou talvez você simplesmente se depare com um novo conjunto de estressores, como um vizinho que gosta de tocar *heavy metal*.

Como você sabe, a vida muda todos os dias.

Mas a boa notícia é que tudo o que você aprenderá aqui pode ser reformulado para sua nova realidade. Conseguiu um novo emprego? É possível se ajustar. Conseguiu uma promoção? Você descobrirá como prosperar novamente. Descobriu um hobby agradável? É possível encontrar tempo para isso. Acabou de descobrir que está grávida de trigêmeos? Ok, talvez essa estratégia não resolva tudo.

Mais adiante no livro, tenho um capítulo completo sobre como se recalibrar quando a vida apresenta dificuldades. E, como você bem sabe, a vida tem muitas dificuldades.

Nem todos os dias são perfeitos, mas é para cima que se olha e para a frente que se anda, essa é a trajetória. O Ciclo da Prosperidade levou milhares de pessoas a uma vida muito mais produtiva e eficaz, reduzindo significativamente seus níveis de estresse. Isso é o que me tem sido proporcionado desde 2006. Já faz muito tempo, mas usando a estratégia que você está prestes a aprender, fiquei livre do burnout desde então e consegui aumentar, e muito, minha capacidade e reduzir minhas horas que trabalho. Realizo muito mais em muito menos tempo e faço as coisas mais importantes.

O que você descobrirá é que, ao adotar essa estratégia como uma estrutura, ela pode crescer ou diminuir com você. Ela é flexível. Por isso que funcionou para CEOs de empresas milionárias e para estudantes universitários tentando passar nas provas finais. Por isso que, depois de tantos anos, estou ainda mais apaixonado por ela do que quando a adotei. Essa estratégia me fez viver melhor, ficar mais saudável e prosperar. Para muitos de nós agora, o impacto tem sido inegavelmente gratificante e mensurável.

ATÉ MIL HORAS MAIS PRODUTIVAS

Vou lhe oferecer uma garantia muito boa. Quando você começar a fazer o que faz de melhor quando está no seu auge, há uma chance concreta de ganhar três horas produtivas *por dia*. Isso mesmo. Três horas diárias.

Projetando esses valores, tudo se torna rapidamente libertador. Três horas produtivas por dia equivalem a 1.095 horas recuperadas ao longo de um ano.

Imagine o que você poderia fazer com as mil horas recuperadas no próximo ano (e nos anos seguintes). Profissionalmente, você pode abrir sua própria empresa, escrever aquele livro que está pensando em lançar, abrir algumas novas filiais ou resolver um problema em que nem tem conseguido pensar. No âmbito pessoal, você pode colocar seus filhos para dormir à noite, tirar folga nos fins de semana, descobrir um hobby, ler mais livros ou ficar em forma como sempre quis.

Como a quilometragem individual varia, digamos que você não dê conta de três horas livres por dia (por exemplo, mas já é supereficiente). Ainda estou confiante de que as estratégias podem ajudá-lo a liberar, pelo menos, três horas produtivas por *semana*. Isso pode não parecer muito, mas faça as contas. Três horas semanais de um novo tempo produtivo totalizam 156 horas por ano. E adivinha o que elas podem ser? Isso equivale a *quase quatro semanas de férias*. Você ganha um mês de tempo recém-liberado, "faça o que quiser com ele". Pessoalmente, isso me interessa.

A maioria das pessoas que liderei por meio dessa estratégia liberam, no mínimo, três horas por semana. Alguns de fato liberam três horas *por dia*. O meu caso tem sido esse.

Mal posso esperar para chegar à Agenda de Prosperidade, em que vou lhe ensinar como programar tempo para o que você realmente quer fazer na vida.

CHEGA DE ESTAR SOBRECARREGADO, CHEIO DE COMPROMISSOS E TRABALHANDO ALÉM DA CONTA

Com todas essas vantagens em mente e uma estratégia sólida e comprovada adiante, deixe-me perguntar uma coisa: você está cansado de pedir às pessoas que mais ama para esperá-lo tentar abrir espaço em sua lista de tarefas diárias ou fazer "só mais uma" ligação? Talvez você queira não apenas permanecer casado, mas realmente aproveitar seu relacionamento novamente. Talvez esteja cansado da vida agitada e atormentada que fez seu relacionamento parecer protocolar e uma sombra do que costumava ser.

Agora que entende como eu e você entramos na Espiral do Estresse (e por que a maioria das pessoas fica presa lá), é hora de fugir — desta vez em uma direção realmente positiva. Se estiver pronto para sair da Espiral do Estresse, vamos lá. É hora de começar a aprender as estratégias e os ritmos que o ajudarão a prosperar.

Para fazer isso, vamos começar concentrando o seu tempo.

UM RESUMO DO CAPÍTULO 2

+ Mesmo pessoas que descansam consideravelmente, têm amigos e são atléticas estão estressadas.

- A folga não vai curá-lo quando o problema é como você administra seu tempo no trabalho.
- Dias de folga, férias e até anos sabáticos não são uma solução completa para um ritmo insustentável. Só adotar um ritmo sustentável que vai resolver um ritmo insustentável.
- A Espiral do Estresse acontece quando você se permite viver com tempo não focado, energia não potencializada e prioridades sequestradas. Isso o faz ficar sobrecarregado, cheio de compromissos e trabalhando além da conta.
- O tempo sem foco acontece quando você faz suas tarefas mais importantes aleatoriamente, espremendo-as nos horários que sobraram ou, às vezes, simplesmente as ignorando.
- As pessoas só não valorizam seu tempo porque você também não o valoriza.
- A energia não potencializada surge da falha em cooperar com seus níveis de energia pessoal, que oscilam ao longo do dia.
- Prioridades sequestradas acontecem quando você permite que outras pessoas determinem o que você deve fazer.
- O Ciclo da Prosperidade concentra seu tempo, aproveita sua energia e realiza suas prioridades para que você possa estar no seu auge. Isso garante que você viva hoje de uma maneira que o ajude a prosperar amanhã.
- Ter foco em seu tempo ajuda você a realizar mais em menos tempo.
- Em vez de competir com seus níveis de energia, coopere com eles.
- Quando você potencializar sua energia, perceberá que é capaz não apenas de produzir mais no trabalho, mas também de fazer um trabalho muito melhor do que pensava ser possível.
- Ao agendar suas zonas de energia, prioridades e relacionamentos-chave, tudo o que você aprendeu passará da intenção à realidade.

- Ser bem-sucedido no trabalho e fracassar em casa significa que você está fracassando, e ponto final.
- Você é mais gentil quando tem mais margem.
- Viver no Ciclo da Prosperidade liberará entre três horas semanais e três horas diárias de um novo tempo produtivo, totalizando mais de mil horas produtivas adicionais a cada ano.

× × ×

PARTE 2
CONCENTRE SEU TEMPO

CAPÍTULO 3
DÁ TEMPO, SIM

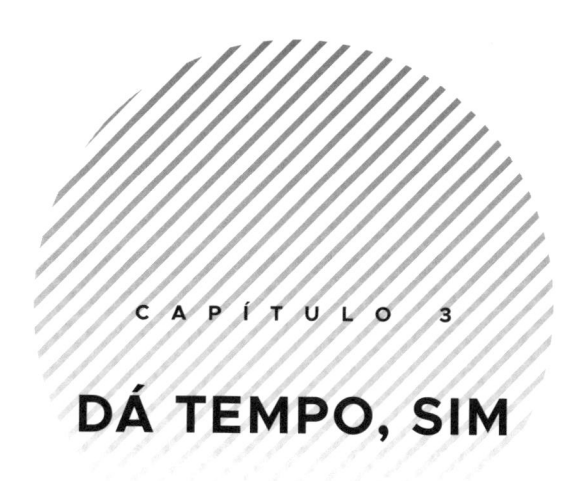

Duas Mudanças Mentais Críticas Sobre o Tempo

Procurei pessoas equilibradas fazendo qualquer coisa boa no mundo. Não encontrei muitas.

— *Danielle Strickland*

Vamos voltar rapidinho à época em que eu estava preso na Espiral do Estresse e sentia que nunca tinha tempo para fazer o que precisava ser feito — uma época da minha vida em que os princípios do Ciclo da Prosperidade ainda precisavam ser descobertos. Veja se isso lhe parece familiar...

Eu estava no meu escritório. Era um dia tumultuado, como os outros dias da semana.

Estava tentando escrever o sermão de quarenta minutos que tinha que pregar naquele fim de semana. Ser o pastor de uma igreja é um dos poucos empregos no mundo que exige escrever uma nova palestra de quarenta minutos a cada sete dias. Já é um desafio suficiente por si só, mas de repente comecei a perceber que, para uma mensagem realmente gerar engajamento, ela deve ser atraente, sincera, teologicamente profunda, acessível a novas pessoas, original, fiel, e — se você quiser envolver as pessoas — tão engraçada quanto agradável. Então, assim... sem pressão, sabe? E tem mais, estava nisso há mais de uma década. As pessoas já conheciam todas as minhas anedotas e todas as minhas piadas.

Eu não estava nem perto de terminar de escrever. Enquanto isso, a equipe de criação aguardava minha opinião para terminar de planejar os cultos do fim de semana. Durante todo o dia houve uma fila de pessoas pedindo cinco minutos do meu tempo, que, claro, nunca são cinco minutos. Estava me preparando para uma reunião do conselho na noite seguinte e um retiro da equipe na semana seguinte. E tinha feito da caixa de entrada do meu e-mail um jogo. (Respondia uma mensagem e, antes que eu pudesse clicar em "Enviar", mais duas apareciam.)

Já passava das 18 horas. Peguei a chave do carro, pronto para ir para casa, porque já estava atrasado para o jantar, quando meu telefone tocou, e eu olhei para a tela. Era Rich, um membro da minha equipe de liderança. Percebi que, se não atendesse essa ligação naquele momento, teria de colocá-la na lista cada vez maior de coisas que precisava fazer no dia seguinte, que deveria ser de folga.

Peguei o telefone.

"Ei, Carey, preciso da sua ajuda em um projeto em que estou trabalhando." Adoro Rich, mas neste dia, seu pedido parecia ser um fósforo acendendo um barril de pólvora dentro de mim. Coloquei empatia o suficiente em minha voz para não ser totalmente rude, mas lhe disse: "Eu adoraria, mas simplesmente não tenho tempo. Desculpe."

Uma resposta cortês, eu acho, dado o pavio curto dentro de mim. Mal percebi que seria uma das últimas vezes que diria essas palavras.

No caminho para casa, tentei não pensar no meu dia altamente ineficaz. Em vez disso, minha mente se voltou a um pequeno livro que li sobre como o presidente dos Estados Unidos administra seu tempo. Um amigo me disse que seria uma leitura interessante e, embora eu achasse que ele tinha sido escrito para alunos da oitava série, tinha sido um livrinho divertido tratando de tudo um pouco, desde como as refeições são servidas na Casa Branca até as instruções diárias e o funcionamento do Serviço Secreto.

Ao chegar a alguns quarteirões de casa, uma percepção me atingiu com tanta força que eu quis parar o carro: *O dia do presidente dos Estados Unidos tem exatamente a mesma quantidade de horas que o seu, Carey. Nem mais, nem menos.*

Esse pensamento me levou a um pânico profundo.

Como você pode tentar deixar a economia em alta, manter uma nação unida, administrar um arsenal nuclear e trabalhar pela paz mundial (ou pelo menos pela estabilidade dela) em apenas 24 horas por dia?

Então cheguei à seguinte conclusão: *Eu seria um presidente desastroso.* Manchete: "A nação está paralisada porque o presidente está sobrecarregado, incapaz de terminar qualquer coisa ou decidir o que comer no café da manhã."

Fico processando isso por um tempo. Muito tempo. Foram poucos os insights que mexeram tanto comigo.

VOCÊ É MAIS RICO DO QUE PENSA

Pode ser o dia que for, tenho exatamente a mesma quantidade de tempo que qualquer outra pessoa no planeta Terra. E você também, meu amigo.

No que diz respeito ao tempo, somos ricos. Na verdade, ricaços. O tempo não discrimina. À exceção do dia em que você nasce e do dia em que morre, todos têm exatamente a mesma quantidade de tempo todos os dias.

Pense nas reverberações em sua vida:

- Se a organização da qual você participa crescer dez vezes de tamanho, você não ganhará nenhuma hora extra sequer para lidar com mais estresse.
- Se sua família dobrar de tamanho da noite para o dia, você não vai receber um oitavo dia da semana para ajudá-lo a lidar com isso (apesar de que seria superlegal).
- Se você se tornar CEO de uma empresa da lista *Fortune 50*, o universo não lhe dará nem mais um minuto para lidar com a pressão.

As pessoas mais produtivas da Terra recebem a mesma quantidade de tempo que eu e você. O que também significa que algumas pessoas são *incrivelmente* boas em lidar com o tempo. E eu? Bem, havia muito o que melhorar. Muito.

Em vez de me chafurdar na autopiedade de sempre, comecei a repensar o que aconteceu naquele dia.

Na verdade, eu tinha tempo para ajudar Rich. Só não soube usar.

Tinha tempo para pesquisar para o meu sermão. E escrevê-lo.

Eu definitivamente poderia ter esvaziado minha caixa de entrada e resolvido algumas outras coisas na minha lista de tarefas.

Dispunha do mesmo tempo que qualquer outra pessoa.

Em vez disso, fiquei tão consumido pelos pedidos que chegavam, tão distraído pelo mar infinito de informações que ficam disponíveis para qualquer pessoa online e tão abalado pelas interrupções regulares que desperdicei o dia. Meu tempo se espalhou em um milhão de direções. Eu estava muito desconcentrado. Continuei caindo na armadilha em que todos caímos: gastar mais tempo com o que menos importa e vice-versa. Não foi minha intenção; é que quase sempre é isso que acontecia.

E qual foi minha desculpa? *Eu simplesmente não tenho tempo para isso.* Bem, isso começou a soar cada vez mais idiota. Passava longe da verdade.

Eu tinha tempo, só não soube usar.

Era rico em tempo, mas me sentia falido.

MAIS DO QUE UMA MERA ESTRATÉGIA DE GERENCIAMENTO DE TEMPO

Você pode achar que o que virá é apenas um conselho de gerenciamento de tempo. Não é. De certa forma, antes de adotar o Ciclo da Prosperidade, eu já havia me tornado um estudante do gerenciamento de tempo. Li livros e artigos, participei de seminários, baixei aplicativos e estudei produtividade. Mas a realidade com a qual eu sempre me deparava era o mesmo problema que você enfrenta: *as oportunidades disponíveis para uma pessoa capaz sempre excedem o tempo disponível.* É só se enturmar com pessoas motivadas e você rapidamente perceberá que muitas também têm mais ambição do que capacidade. Talvez isso descreva você.

O gerenciamento de tempo tradicional o torna mais eficiente, mas não mais eficaz em longo prazo. A eficiência falha porque há um limite fundamental — uma parede na qual você bate — no gerenciamento do tempo, quando só está tentando se tornar mais eficiente. O limite é este: você está gerenciando uma mercadoria *fixa*. É por isso que o gerenciamento de tempo geralmente o deixa esgotado, sem vigor. Você está gerenciando uma lista crescente de demandas com um recurso limitado.

O tempo não cresce. Ele não vai se expandir, e é por isso que o gerenciamento de tempo traz retornos decrescentes. As pessoas acham que o dinheiro é uma mercadoria limitada. De fato, é. Porém não mais limitado do que o tempo. Sempre dá para ganhar mais dinheiro, mas não se pode criar mais tempo.

Para deixar as coisas ainda mais frustrantes, uma vez que você fica altamente eficiente, o *gerenciamento* de tempo se torna desmotivador, porque você tem que se contentar com melhorias pequenas — às vezes até microscópicas. Enquanto isso, as oportunidades que tem ou as responsabilidades que carrega continuam a se expandir. *E então*, o que você faz?

Neste capítulo, exploraremos duas mudanças mentais críticas. Mudar a forma como você concentra o tempo começa mudando como pensa sobre ele.

MUDANÇA MENTAL 1: FALE A VERDADE SOBRE O TEMPO

Aquele dia no escritório foi, de fato, uma das últimas vezes em que me permiti dizer: "Não tenho tempo." Eliminar essa afirmação (e outras semelhantes) obrigou-me a dizer a verdade sobre o tempo.

É preciso se ouvir, bem como às pessoas ao seu redor, para ver com que frequência você diz ou ouve declarações como estas:

"Desculpe — eu simplesmente não tenho tempo."

"Não tive oportunidade para concluir isso."

"Não consegui terminar."

"Simplesmente não consigo."

"Eu queria, mas é impossível."

Você entende o que essas declarações têm em comum?

Bem, elas não são totalmente verdadeiras. Você podia ter feito, só que não fez. Aceitar a veracidade de como eu pensava e falava sobre o tempo foi uma das coisas mais difíceis que tive de fazer na minha vida adulta. Ser honesto sobre o meu tempo acabou com minhas desculpas.

E eu *adorava* as minhas desculpas.

Mas sabe o que elas fazem? Matam esperanças, sonhos e objetivos.

Elimine as desculpas e você começará a seguir em frente, porque é ou dar desculpas ou progredir, não se pode fazer as duas coisas.

Então, comece sendo sincero consigo mesmo. Posso parecer um sargento falando isso, mas reflita por alguns minutos e repita comigo:

Eu tive tempo. Não soube usar.

Eu tive a chance de concluir. Não concluí.

Eu conseguiria terminar. Só não tentei.

Eu podia fazer. Mas escolhi não fazer.

Não é impossível. Eu simplesmente não me organizei.

Eu estou *optando* por não atender.

Eu estou *decidindo* não malhar.

Eu estou *escolhendo* não ir à peça dos meus filhos na escola.

E pronto — você admitiu. Para si mesmo.

Eu sei que é um nível bastante brutal de honestidade, mas a verdade pode ser uma ótima amiga. Afinal, de todas as mentiras que contamos, as que nos contamos são as mais mortíferas. Não sei nem dizer como falar a verdade sobre o tempo foi revolucionário para mim.

Então, o primeiro passo para concentrar seu tempo é começar a falar a verdade sobre ele. Pare de dizer que não tem tempo. Comece a admitir que você não soube usar.

>>> **Pare de dizer que não tem tempo. Comece a admitir que você não soube usar.** +

FALANDO A VERDADE COM INTELIGÊNCIA EMOCIONAL

Até agora, este tem sido um pequeno exercício mental interessante. Mas precisamos fazer isso funcionar na vida cotidiana. O que você acha? Como seu recém-descoberto amor pela verdade pode sair de sua boca de uma forma que não aliene todos de quem você gosta?

Uma palavrinha para os sábios e sociáveis. Quando você começa a admitir que não teve tempo para fazer algo, provavelmente é melhor guardar essa verdade para um diálogo *interno*. Ao dizer às pessoas "Não vou arranjar tempo para você", fica fácil arruinar sua vida social de maneira rápida. Enviar uma mensagem de texto para seu melhor amigo para que ele saiba que você decidiu não sair com ele na sexta-feira é uma ótima maneira de perdê-lo. Em vez disso, guarde esse tipo de declaração para um diálogo consigo mesmo quando alguém solicitar um pouco do seu tempo.

Mas observe como é poderoso ser sincero consigo mesmo. Quando sua mãe o convida para almoçar, e você decide não lhe dedicar tempo por quatro semanas seguidas, bem, isso quer dizer algo. Mentir para si mesmo sobre não ter tempo o exime da sua responsabilidade. Ser sincero consigo mesmo o levará a uma triste realidade: sua mãe não é uma prioridade. Pelo menos, você fica sabendo com o que está lidando.

Da mesma forma, é uma boa ideia ajustar suas explicações quando você (inevitavelmente) perde prazos. Eu costumava dizer coisas como "não consegui pegar para fazer". Hoje em dia, digo coisas como "sinto muito. Não me organizei para terminar o projeto. Foi mal. Vamos conversar sobre como posso mudar isso". Se você usar isso no trabalho e em casa, as mudanças na fala e na atitude envolvidas nessa sinceridade sobre o tempo podem mudar a sua cultura de maneira saudável.

Então, vou prometer uma coisa: não há problema em começar a sonhar novamente. Ao final deste capítulo, vou desafiá-lo a fazer uma lista das coisas que você sempre desejou ter mais tempo para fazer. Quando começar a pensar em cada solicitação ou oportunidade já entendendo que realmente tem tempo para isso, você analisa suas prioridades com muito mais intenção. Aqui estão alguns exemplos:

- Você tem tempo para se exercitar.
- Você tem tempo para um jantar com seu cônjuge.
- Você tem tempo para escrever um livro.
- Você tem tempo para planejar a melhor reunião externa de todos os tempos com sua equipe.
- Você tem tempo para preparar aquela palestra.
- Você tem tempo para limpar a garagem.
- Você tem tempo para orar e se conectar com Deus.
- Você tem tempo para colocar seus filhos para dormir depois de ler uma história para eles.
- Você tem tempo para mudar de carreira cuidadosamente.

Você tem a mesma quantidade de tempo que *qualquer outra pessoa* para fazer essas coisas.

Você tem tempo. A única questão é saber usar.

Essa verdade muda até mesmo coisas pequenas — como seu nível de ressentimento.

Antes de fazer essa mudança, em um período particularmente movimentado, fui dar uma volta de bicicleta, pedalando com intensidade, tentando me exercitar um pouco antes da minha reunião de fim da tarde. Minha cabeça estava a mil enquanto eu pedalava naquela tarde ensolarada, tentando descobrir como dar conta de tudo.

Passeando pelo meu bairro, notei dois caras de meia-idade sentados na varanda de uma casa, com bebidas na mão, conversando sobre um assunto qualquer... às 14 horas. Eles pareciam completamente relaxados. Ao contrário de mim, estavam aproveitando totalmente o dia.

Sabe o que passou pela minha cabeça? *Como que dois caras no auge de suas vidas podem estar sentados na varanda em um dia bonito, se divertindo, quando estou tão infeliz, trabalhando tanto para dar conta de tudo?*

Eu costumava ser autopiedoso. Mas agora entendo o seguinte: também tenho tempo para sentar na minha varanda. Posso relaxar quando quiser, vendo o mundo passar por mim. E se não estou fazendo isso é porque optei por não fazer, escolhi algo que senti ser mais valioso naquele momento.

Entende a mudança?

Há uma segunda mudança mental sobre o tempo (e a vida) que o ajudará a ajustar seu mapa mental quanto aos hábitos e estratégias no restante do Ciclo da Prosperidade. Agora que você está sendo sincero consigo mesmo, é hora de mudar seu objetivo geral.

MUDANÇA MENTAL 2: ABRACE A PAIXÃO (E ABANDONE O EQUILÍBRIO)

Muito provavelmente, em algum momento, você decidiu que seu objetivo era ter uma vida equilibrada. Talvez tenha feito isso no Ano-novo ou quando suportou outra semana difícil e disse baixinho: "Eu só preciso encontrar mais equilíbrio" ao entrar no escritório para enfrentar o que estava por vir naquele dia.

Vou sugerir que faça o que eu fiz: *abandone* o equilíbrio como meta. Isso é muito mais libertador do que você imagina.

O equilíbrio parece ser uma meta inalcançável para a maioria de nós. Muitos dizem que a querem, mas em uma época em que vemos tanta coisa acontecendo ao mesmo tempo, em que oportunidades abundam e os dispositivos e seus zumbidos ameaçam tomar até mesmo os momentos mais silenciosos, a maioria das pessoas nunca encontra o tão sonhado equilíbrio.

Porém, de maneira muito mais significativa, o equilíbrio em nossa cultura parece ter se transformado em um recuo em vez de um avanço. Quando você para e ouve o que os que buscam equilíbrio costumam dizer, eles geralmente falam em querer *menos*: menos trabalho, menos compromissos ou menos esforço. É difícil construir uma vida significativa se você está constantemente retrocedendo. Percebi que, quando alguém anuncia que alcançou uma vida equilibrada, raramente me pego querendo seguir os passos dessa pessoa.

Tenho objetivos e não quero recuar pelo resto da minha vida. Você quer? Quero realizar algo significativo no meu tempo aqui.

Por outro lado, pense por um momento nas pessoas que realizam coisas importantes. Você as chamaria de pessoas equilibradas? Boa parte não é.

A maioria das pessoas que realizam coisas significativas não são *equilibradas*, mas *apaixonadas*. As equilibradas se saem bem no modo "relax", mas estar "relax" não é muito útil se você tem coisas que deseja fazer que exigem que você esteja no outro modo "ativo".

É verdade que algumas pessoas apaixonadas têm vidas que nem todo mundo quer imitar totalmente. A paixão monomaníaca de Steve Jobs pode não valer a pena abraçar totalmente, da mesma forma que o trabalho obsessivo de Elon Musk pode não ser um objetivo de vida. Esses dois titãs tiveram graves conflitos em seus relacionamentos. Eu conduzo meu desejo de viver uma vida apaixonada por meio de meus principais filtros, os espirituais, emocionais, relacionais, físicos e até financeiros. Prosperar é mais do que deixar uma marca no universo, abandonando todas as pessoas ao seu redor no processo.

Não, quero escolher minhas paixões com cuidado e simplesmente decidir abraçá-las totalmente. É por isso que eu e minha esposa temos um tempo a dois semanalmente que quase nunca furamos. É por isso que hoje em dia, quando meus filhos estão por perto, quero lhes dar toda a minha atenção. Quando estamos oferecendo um jantar, quero estar lá, envolvido com nossos amigos e familiares. E quando estou escrevendo um livro, gravando um podcast, palestrando ou lançando um empreendimento, me envolvo nessas atividades com fervor.

Sempre que decido abraçar algo e permitir que isso entre na minha agenda e na minha vida, me inspiro nestas palavras, que alguns atribuem a John Wesley: "Incendeie sua vida com paixão, e as pessoas virão de longe para vê-lo queimar." Você deve ser fascinado por pessoas apaixonadas, sejam as famosas ou o treinador que você teve no colégio que respirava futebol ou ginástica e não desistiria até que visse seu potencial realizado. Por mais que empreendedores e líderes apaixonados me fascinem, a paixão não é apenas uma coisa do trabalho. É o que faz as pessoas escalarem uma montanha, decidirem ser bons pais, aprofundarem seu compromisso com o cônjuge, treinarem a liga infantil ou assumirem uma questão social e lutarem por justiça.

Pessoas equilibradas não transformam o mundo. Já as apaixonadas, sim.

Então, e se você abraçasse tudo o que escolheu fazer, sem resignação, indiferença ou cansaço, mas com paixão? O que seria diferente no trabalho, em casa, na família, na sua fé, na sua vizinhança e amizades, se você entrasse de cabeça em tudo o que escolheu fazer com paixão?

Se você for fazer uma pausa, faça. Aproveite. Se estiver almejando oito horas de descanso, durma profundamente. Quer tirar uma soneca? Divirta-se. Não se sinta culpado. Abrace o momento. Você tem um grande projeto que vai enfrentar no trabalho? Coloque seu coração nisso.

> ## *Pessoas equilibradas não transformam o mundo. Já as apaixonadas, sim.*

A chave para viver com paixão é concentrar seu tempo no que é verdadeiramente mais importante para você e escolher fazer essas coisas de todo o coração, com entusiasmo. O estresse faz você derrapar. O cansaço desgasta e, quando não se tem mais nada para oferecer, é muito fácil desistir.

Abraçar a paixão também significa que você terá que limitar as coisas que decidir fazer. Prosperar exige um compromisso sincero de abraçar não mais, mas *menos* coisas, bem feitas. Abraçar algumas poucas prioridades em que você escolheu se concentrar e pelas quais se apaixonou. Como disse Greg McKeown: "Posso fazer qualquer coisa, mas não todas."[1]

Isso significa que a melhor estratégia é concentrar seu tempo nas coisas e nas pessoas que mais importam. Quando você permite que algo entre em sua agenda e em sua vida, estabeleça um novo objetivo para buscá-lo com *paixão*.

VOCÊ NUNCA TEM TEMPO... PARA QUÊ?

Agora que você sabe que tem tempo para o que mais importa (porque percebeu que sua conta do banco do tempo está no azul), vamos ser hiperpráticos. Quero que você escreva o que é mais importante para você no quadro Lista de Sonhos da página seguinte.

Use o gráfico para listar as coisas e pessoas mais importantes que estão sendo excluídas de sua vida. Na coluna da esquerda, escreva uma lista de três a cinco tarefas, projetos ou pessoas para as quais você gostaria de ter mais tempo. Na coluna da direita, escreva uma quantidade aproximada de horas semanais que você gostaria de dedicar a cada meta. Isso será fundamental, porque, assim, o restante do livro não parecerá uma teoria acadêmica. Você terá um propósito em mente, alguns objetivos para tornar sua vida realmente diferente e melhor. No próximo capítulo, de maneira mais imediata, você aprenderá como identificar suas horas mais valiosas do dia para que possa realizar o que está prestes a anotar. Identificar essas horas o ajudará a começar agora mesmo.

Então, comece a escrever. Sonhe um pouco. O que e quem será acrescentado ou renovado na sua vida à medida que você avança? Afinal, você tem a mesma quantidade de tempo que qualquer outra pessoa para buscar apaixonadamente o que importa. E se liberar entre três horas semanais e três horas diárias em um novo tempo produtivo, poderá transformar alguns de seus desejos em realidade.

MINHA LISTA DE SONHOS

PRIORIDADE	TEMPO
Pessoa/tarefa para a qual gostaria de ter mais tempo	Horas aproximadas por semana necessárias

UM RESUMO DO CAPÍTULO 3

+ No que diz respeito ao tempo, somos ricos. Na verdade, ricaços. O tempo não discrimina. À exceção do dia em que você nasce e do dia em que morre, todos têm exatamente a mesma quantidade de tempo todos os dias.

CONCENTRE SEU TEMPO

- As oportunidades disponíveis para uma pessoa capaz sempre excedem o tempo disponível.
- O tempo não cresce. Ele não vai se expandir, e é por isso que o gerenciamento de tempo traz retornos decrescentes.
- Você pode ou dar desculpas ou progredir, não pode fazer as duas coisas.
- Pare de dizer que não tem tempo. Comece a admitir que você não soube usar.
- A maioria das pessoas que realizam coisas significativas não são equilibradas, mas apaixonadas.
- Pessoas equilibradas não transformam o mundo. Já as apaixonadas, sim.

× × ×

CAPÍTULO 4

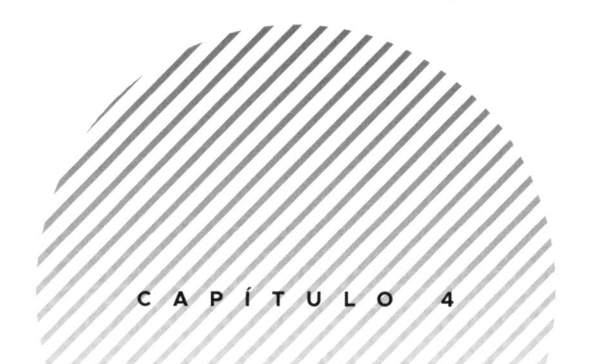

ENCONTRE SUA ZONA VERDE

*Como Descobrir Quando Você Está
no Seu Melhor*

> Alguém certa vez perguntou a Somerset Maugham se ele escrevia de acordo com um cronograma ou apenas quando era atingido por uma inspiração. "Eu só escrevo quando a inspiração bate", respondeu. "Felizmente, ela bate todas as manhãs às 9 horas em ponto."
> Isso é um profissional.
>
> — *Steven Pressfield*

Eu tenho um problema ou, como diria minha esposa — que às vezes tem dificuldades com o sono —, um dom. Posso adormecer em quase qualquer lugar, a qualquer hora. Incluindo horários altamente inapropriados.

Basta perguntar à minha equipe. Alguns anos atrás, eu estava entrevistando um funcionário em potencial. De acordo com minha gerente de operações, que estava comigo para a entrevista, cochilei *enquanto conduzia a entrevista*. Ela nunca me deixou esquecer isso.

Em minha defesa, eu estava em um restaurante Chili's em Scranton, e era quase meia-noite. (Pois é — parece um episódio do seriado *The Office*. Melhor nem perguntar.) Eu também havia palestrado em um evento no início da noite, após uma viagem de sete horas para chegar à Pensilvânia, então tinha isso também. E sem querer criticar minha colega, mas eu questionaria sua capacidade de avaliar com precisão, depois das 23 horas, se outra pessoa estava acordada. Ainda assim, ok. Você provavelmente não deveria adormecer durante uma entrevista de emprego.

Eu não conseguia me concentrar. Mal conseguia ficar acordado. Mas qual o problema nisso? Era a hora do dia — ou falta de dia, no meu caso. À noite, fico bem longe do meu melhor. Venha jantar em minha casa para mais evidências. Minha conversa não será tão brilhante depois das 21 horas.

O que nos leva a uma verdade útil. Sua energia oscila com o tempo. Nós o sentimos de maneiras diferentes durante os vários estágios do dia.

Em algum momento de sua vida, você provavelmente já se encaixou em uma das duas grandes categorias de seres humanos que vivem neste planeta: matinais ou notívagos. Algumas pessoas ficam em coma pela manhã. Outros, como eu, lutam para ficar acordados depois que o sol se põe.

Daniel Pink desenvolveu um estudo fantástico sobre o comportamento das pessoas nos diferentes momentos do dia em seu livro *Quando: Os Segredos Científicos do Timing Perfeito*. De acordo com Pink, cerca de 14% das pessoas são matutinas, 21% são notívagas e 65% de nós estão em algum lugar entre os dois.[1] Embora saber se você é uma pessoa matutina ou noturna possa lhe ajudar, o que aconteceria se potencializar seu tempo pudesse resultar em muito mais produtividade?

NEM SEMPRE NO SEU MELHOR

Mesmo que o dia tenha 24 horas iguais, nem todas as horas *parecem* iguais. Você está bem acordado para a reunião das 10 horas, mas às 14h30, já enfiou palitos de dente nas pálpebras para ficar alerta na teleconferência e está balançando a perna para se lembrar de manter o foco. Você passa por algumas horas a todo o vapor e se arrasta por outras.

Se clicar duas vezes nessa realidade, ela se tornará ainda mais alarmante.

À medida que melhorei o foco do meu tempo após o burnout e o monitoramento do meu estado *real*, percebi que há apenas de três a cinco horas por dia em que estou realmente no meu melhor — alerta, vivo, focado, inspirado com boas ideias e sentindo que estou no auge. Não importa o quanto eu tentasse ou estivesse descansado, eu era profundamente produtivo por apenas um período de três a cinco horas.

A princípio, com essa observação, me senti uma fraude. Se eu for pago pelo trabalho em tempo integral e trabalhar oito ou mais horas diárias, como posso ter apenas de três a cinco horas de pico por dia? Então comecei a explorar mais a fundo. Depois de pesquisar mais e testar essa teoria com outros líderes que treinei, adivinhem só o que descobri? A maioria das pessoas tem apenas de três a cinco horas profundamente produtivas por dia, nas quais sua energia está no auge. Só isso.

Claire Diaz-Ortiz, que trabalhou no Twitter nos primeiros anos, fez uma observação semelhante: até mesmo os engenheiros mais brilhantes do Vale do Silício têm cerca de três horas criativas e altamente produtivas diárias.[2] Cal Newport, autor de *Trabalho Focado: Como Ter Sucesso em um Mundo Distraído*, pesquisou isso extensivamente e argumentou que nossa capacidade de trabalho intenso e focado chega a cerca de quatro horas por dia.[3]

> *A maioria das pessoas tem apenas de três a cinco horas profundamente produtivas por dia, nas quais sua energia está no auge. Só isso.*

Portanto, esse parece ser um fenômeno universal, afetando até mesmo — pasmem — médicos, enfermeiras e cirurgiões. De amigo para amigo, se você precisar fazer uma cirurgia, marque a consulta para a vaga das 9 horas, não para a das 15 horas. Os anestesistas (os médicos que o colocam para cirurgia) só têm um "evento adverso" cerca de 1% das vezes às 9h. Às 16h, a taxa sobe para 4,2%. Você tem quatro vezes mais chances de ter um problema no procedimento da tarde do que em um de manhã. Quem é o culpado? Os pesquisadores apontam para os ritmos circadianos dos médicos, que dificultam o foco no período da tarde.

Da mesma forma, estudos de precisão da colonoscopia (um amigo já me descreveu, e muito bem, as colonoscopias como a arte de ter uma mangueira de jardim enfiada no seu traseiro) mostram que os endoscopistas detectam pólipos (os crescimentos que podem indicar câncer) em uma taxa menor conforme o dia progride. Cada hora produz uma redução de 5% na detecção.[4]

A realidade de ter de três a cinco horas produtivas de pico todos os dias também vai ao encontro dos líderes que treinei nos últimos anos. Fora uma pessoa que me disse que achava que tinha seis horas altamente produtivas por dia (fiquei com um pouco de inveja), o resto de nós parece confirmar a observação de três a cinco horas.

O que fazer com essa realidade bastante preocupante?

ENCONTRE SUA ZONA VERDE

Como vimos no Capítulo 2, você pode cooperar com o tempo natural ou competir com ele. Vai ser muito mais divertido (e menos mortífero, se você for um médico) cooperar com ele. O primeiro passo é descobrir quando aquele período de três a cinco horas, no qual você está no seu melhor, acontece para você. Essa é a sua Zona Verde — algo que você valorizará, protegerá e potencializará.

À medida que comecei a prestar mais atenção enquanto fazia meu melhor trabalho, não demorei muito para reconhecer que normalmente estou bastante afiado entre 7 e 11 horas. Percebi que minha resistência geralmente diminui no final da manhã, antes do almoço. Para compensar a queda de energia e foco, costumo tirar uma soneca depois do almoço. Para mim, tirar um cochilo é como carregar meu telefone novamente. Posso não voltar aos 100%, mas mesmo quinze minutos podem me reabastecer a 85% por um tempo.

Depois de uma soneca, geralmente me sinto melhor por uma ou duas horas, mas, à medida que a tarde avança, meu nível de energia normalmente cai novamente e, por volta das 16 horas, é difícil me concentrar em qualquer tarefa importante (quem dirá fazer uma cirurgia... estou brincando). Depois do jantar, minha energia aumenta um pouco de novo, mas quando chegam as 21 horas, na maioria dos dias, estou praticamente exausto. As noites de cinema me custam dinheiro extra, porque cochilo durante o filme e acabo tendo que assisti-lo duas vezes.

Seu dia também seguirá padrões. Esses serão diferentes dos meus, mas o ponto é que provavelmente são bastante coerentes. Eles se repetem quase diariamente.

Por fim, percebi que meus padrões eram tão previsíveis que eu poderia colocá-los em um relógio. Então, eu fiz isso (e você também pode fazer). Vamos chamá-lo de Relógio de Energia, um cronômetro que detalha quando sua energia aumenta e diminui. As horas e os padrões variam, mas o princípio prevalece: seu dia tem períodos de pico de energia, horas de vigor intermediário e alguns momentos sonolentos. Mapeá-lo em um relógio facilita ver como é seu dia típico (e como você se sente ao longo dele).

Dê uma olhada no Relógio de Energia abaixo. Ele descreve meus padrões únicos. Mais uma vez, o seu vai variar. A chave é descobrir e planejar quando você estiver no seu melhor. No relógio de doze horas abaixo, as Zonas Verdes representam um nível alto de energia, as Zonas Amarelas refletem um intermediário, e a Zona Vermelha representa um baixo. Uma observação: O Relógio de Energia representa o seu padrão diurno, então veja que o dia delineado no relógio começa às 6 horas (parte superior do relógio) e termina às 17h59. Dessa forma, ele mapeia sua energia à medida que ela flui e diminui ao longo de um dia típico. Se quiser, você pode copiar o relógio para desenvolver uma versão para as outras doze horas também. (Notívagos ou insones podem querer fazer isso. Meu relógio das 18 às 6 horas seria cheio de amarelo e principalmente vermelho.)

Por exemplo, aqui está um gráfico do meu relógio diurno:

RELÓGIO DE ENERGIA

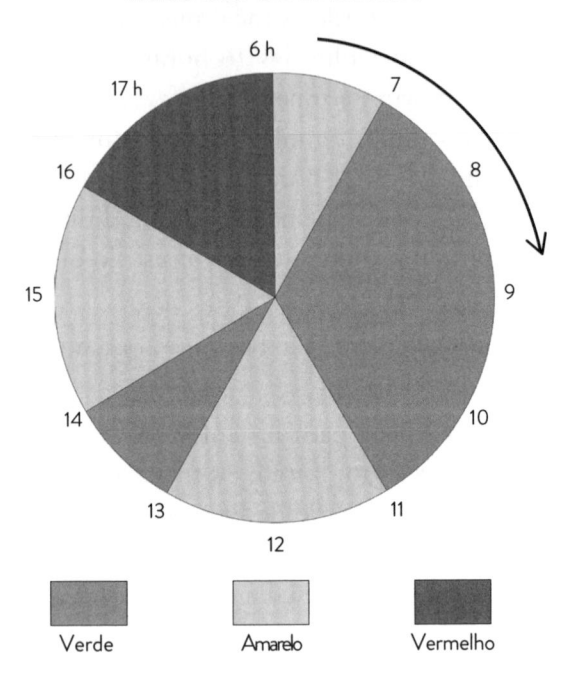

E agora o ponto principal: alguma ideia de quando são suas melhores três a cinco horas do dia? De quando você está no seu pior momento? De quando você está na média? Não há resposta *certa* aqui. O importante é encontrar a *sua* resposta. Seu Relógio de Energia o ajudará a avançar mais do que você pensa. Mais adiante neste capítulo, você poderá fazer um download do seu próprio Relógio de Energia pessoal, mas primeiro explicarei um pouco mais sobre seu contexto e informações.

Monitorar sua *produtividade* e seu *humor* é a chave para descobrir suas zonas pessoais. Embora todos tenhamos dias bons e ruins, as horas da sua Zona Verde são geralmente caracterizadas por uma combinação de alta produtividade e bom humor — um fluxo que marca tanto sua produção quanto seu estado de espírito.

Observar as repetições no seu comportamento o levará a categorizar as horas que entram no seu Relógio de Energia. Naturalmente, haverá variações a cada dia, dependendo de quanto você dormiu na noite anterior, de quanto estresse está sentindo, dependendo se é uma semana "normal" ou se você tem algumas coisas incomuns planejadas. Da mesma forma, haverá semanas em que uma crise pessoal ou profissional o deixará revirando à noite, ou uma tempestade o acordará às 4 horas da matina. Mas, no geral, você verá que sua energia oscila em padrões previsíveis. Assim como o seu humor.

Você pode avaliar sua produtividade observando...

- A qualidade e o fluxo de suas ideias em um brainstorming, escrevendo, elaborando ou criando qualquer coisa — de uma palestra a um programa ou uma proposta ou planejamento.
- Seu foco. Você é focado? Distraído? Sua concentração é moderada?
- Sua capacidade de gerar ideias úteis ou mesmo revolucionárias que levem sua missão adiante.
- A qualidade de sua liderança e contribuições para as reuniões.
- O tempo que você leva para limpar uma caixa de entrada e escrever respostas ponderadas e inteligentes.
- A sua perspicácia e utilidade em suas interações com outras pessoas.
- A rapidez com que você remove itens de sua lista de tarefas.

Quando se trata de monitorar seu humor, você também notará fluxos e refluxos ao longo do dia. Em algumas personalidades, a variação será pequena: você normalmente é alegre ou mal-humorado, mas em alguns períodos fica um pouco menos alegre ou um pouco mais mal-humorado. Em outros tipos de personalidade, as flutuações de humor podem ser maiores.

Ao monitorar seu humor ao longo do dia e da noite, preste atenção...

- Na sua interação com seus colegas de trabalho.
- No seu envolvimento com sua família em casa.
- Nos seus sentimentos em relação ao seu trabalho... até mesmo à sua parte favorita do trabalho.

- Seu ânimo: você está de bom humor, deprimido ou entre esses dois extremos?
- Seus monólogos internos (o que pensa sobre si mesmo).
- Na sua interação com estranhos (na rua, em lugares públicos ou no seu comportamento no trânsito).

Achei útil não apenas prestar atenção nas minhas próprias impressões, mas também obter informações de outras pessoas. Muitas vezes, elas (seus colegas de trabalho, seu chefe, sua família) veem coisas a seu respeito das quais você sentirá falta (como seu humor, por exemplo, ou seu desempenho nas reuniões). Portanto, não deixe de perguntar a eles.

Para ajudá-lo a identificar todas as zonas de sua vida, aqui estão algumas definições provisórias de cada uma das três e algumas possíveis metas para explorar nelas.

Zona Verde: Alta Energia

A Zona Verde é quando sua energia está em alta, sua cabeça, fresca, seu foco, aguçado, e fica fácil pensar e imaginar, contribuir e criar. Sua mentalidade está renovada e positiva. Você tem vigor físico para o trabalho e para a vida: sente vontade de correr ou pedalar, ficar por dentro do projeto cansativo na firma, fazer aquela reunião crítica, planejar o próximo trimestre, escrever o próximo capítulo de seu livro ou ter aquele encontro estratégico. Quando está em sua zona de alta energia, você sente entusiasmo pelas tarefas que tem pela frente. Porém, mais do que isso, está focado e forte o suficiente para encará-las com sucesso. Simplificando, sua Zona Verde são aquelas poucas horas por dia em que você está no seu melhor.

Quando muitas ou a maioria das seguintes características estão presentes, você está na sua Zona Verde.

Características de produtividade da Zona Verde:

- criatividade
- alerta
- engajamento

- eficiência
- eficácia
- produtividade
- precisão

Características de humor da Zona Verde:

- gentileza
- otimismo
- animação
- atenciosidade
- prestatividade
- generosidade

As horas em que sua produtividade chega ao máximo e seu estado de espírito, ao mais positivo, você está na Zona Verde. Lembre-se de que é um período de apenas três a cinco horas. Não tente fingir que é sobre-humano e tem oito horas assim.

Para você se sentir melhor, admito que nunca tive mais do que cinco. Se esticar demais suas zonas, o restante do que aprenderá neste livro vai conspirar contra você, não a seu favor. Eu lhe prometo que três horas potencializadas vão superar dez horas não potencializadas. Portanto, por mais difícil que seja, peço que seja realista quanto aos seus limites. Você vai se agradecer mais tarde.

Zona Vermelha: Baixa Energia

Compare sua disposição na Zona Verde com um período em que sua energia está baixa. Quando você está com pouca energia, tem dificuldade em prestar atenção: se distrai facilmente, tem dificuldade em acompanhar o que está acontecendo e pode nem estar prestando atenção nas reuniões. Você não apenas tem dificuldade para produzir seu melhor trabalho, mas às vezes, quando sua energia está baixa, tem dificuldade para produzir *qualquer* trabalho significativo — até mesmo esvaziar sua caixa de entrada do e-mail parece impossível. Em um período de baixa energia, você precisa se forçar a malhar, cortar a grama ou convencer-se a preparar o jantar. Resumindo: simplesmente não tem energia para nada.

Características de produtividade da Zona Vermelha:

- falta de criatividade
- cansaço
- desengajamento
- ineficiência
- ineficácia
- improdutividade
- baixa precisão

Características de humor da Zona Vermelha:

- frustração
- pessimismo
- temperamentalidade
- egoísmo
- relutância
- mesquinhez

Você reconheceu sua Zona Vermelha? Infelizmente, todos nós temos uma. Eu lhe garanto: se não reconhecer sua Zona Vermelha, seus colegas e familiares provavelmente reconhecem. Basta perguntar quando que você costuma ficar irritado e improdutivo. Eles sabem.

Zona Amarela: Energia Intermediária

O meio termo é o que chamaremos de Zona Amarela. Nela, você não está nem no seu melhor nem no seu pior. Você está — não vou surpreender ninguém com isso — no meio. Em reuniões, tudo vai bem. Pode produzir conteúdo ou planejar com antecedência, mesmo que não seja o seu melhor esforço. Pode se dedicar às tarefas tanto no trabalho quanto em casa, mas não se sente profundamente focado e alerta, nem em seu melhor. Seu trabalho tende a estar na média também — bom, mas não notável.

Características de produtividade da Zona Amarela:

- criatividade moderada
- atenção
- engajamento parcial
- bastante eficiência
- eficácia relativa
- frequente produtividade
- precisão considerável
- produção de um trabalho decente

Características de humor da Zona Amarela:

- agradabilidade
- realismo
- polidez
- introspecção
- ligeiro incômodo em relação aos outros
- generosidade considerável

Sua Zona Amarela não é um terreno baldio. É um lugar onde muitas coisas boas podem e serão feitas, mas não as melhores. Muitas vezes, também representa mais da metade da sua vida; portanto, entender quando você está nessa zona pode proporcionar uma recompensa imensa.

QUANDO VOCÊ ESTÁ EM SEU MELHOR?

Então, agora que você observou as características de cada zona, reserve algum tempo nos próximos dias (ou até semanas) para aprimorar seu Relógio de Energia pessoal. Planejá-lo é importante, porque é a chave para ajudá-lo a descobrir *quando* você está no seu melhor. Pela minha experiência, vejo que algumas pessoas sabem intuitivamente quais são suas zonas (talvez você já as tenha mapeado na cabeça). Outros têm uma vaga ideia. Mas algumas pessoas nunca pensaram sobre isso e levam algum tempo para descobrir.

Embora essa não seja uma regra universal, descobri que quanto mais jovem se é, mais tempo se leva para descobrir os períodos específicos. Isso não é surpreendente por alguns motivos. Em primeiro lugar, quando está na casa dos 20 anos de idade, você tem um nível geral de energia bastante forte. Em segundo lugar, a autoconsciência tende a crescer com a idade; portanto, se você é jovem, pode ser a primeira vez que considera esse problema ou que presta atenção ao que sua mente e corpo estão lhe dizendo sobre sua energia. Se nunca tiver pensado nisso, não se preocupe. Independentemente da sua idade, você está prestes a obter uma grande vantagem ao fazer este exercício.

Agora é a hora de descobrir suas zonas pessoais e planejá-las em seu Relógio de Energia pessoal.

× × ×

Faça o download do seu Relógio de Energia gratuito e personalizável em www.AtYourBestToday.com [Conteúdo em inglês].

Algumas observações. Não fique muito preso aos detalhes. Você não precisa se preocupar em ir do verde para o amarelo às 10h47 todos os dias e, talvez, mergulhar na Zona Vermelha das 11h18 às 11h29. Além disso, não se preocupe em ser 100% preciso. Como tudo que você aprenderá no Ciclo da Prosperidade, seu Relógio de Energia pode ser ajustado. Ou talvez você consiga um novo colchão que lhe proporcione um sono melhor e mude a forma como se sente ou uma promoção que mude tudo. Incrível. Novamente, é possível ajustar seu Relógio de Energia à medida que você ou as coisas ao seu redor mudam.

Você voltará à sua Zona Verde repetidas vezes neste livro. Se você realmente não sabe o que é, não aproveitará ao máximo as ideias deste livro. Como um amigo me disse uma vez, o valor de um livro como este é como o da tinta: tudo depende da aplicação. Da mesma forma que um porão cheio de galões de tinta fechados não lhe ajuda em nada a transformar sua casa, estratégias não aplicadas não lhe ajudam em nada a mudar sua vida. Portanto, reserve algum tempo agora para planejar seu Relógio de Energia. Você não vai se arrepender.

COMO DESPERDIÇAR SUA ZONA VERDE

Antes de passarmos ao modo de usar da Zona Verde no próximo capítulo, deixe-me mostrar como não usá-la. Antes de perceber que tinha uma Zona Verde ou descobrir o que fazer com ela, fiz o que a maioria das pessoas faz com sua melhor energia e horas: eu as gastei impulsiva e aleatoriamente.

Antes de desenvolver o conceito da Zona Verde, em alguns dias, eu usava minhas melhores horas para me exercitar. Em outros, eu escrevia. Em ainda outros, fazia reuniões ou realizava afazeres logo cedo (sabia que quase não há filas nas lojas às 7 horas?).

Também era o rei das reuniões de café da manhã. Afinal, eu precisava comer, então por que não tornar esse tempo produtivo?

Embora sinceramente amasse minhas reuniões de café da manhã, meu trabalho mais importante — escrever palestras e fazer planejamento estratégico — me esperava no escritório.

Além disso, você sabe como são as reuniões de café da manhã. Parecem inocentes na agenda, mas se calcularmos o tempo e energia que elas realmente consomem, fica assim:

6h30 — Dirigir até o restaurante

7h — Reunião

8h — A reunião demora um pouco mais do que esperava, porque você está se divertindo

8h30 — Deixar o restaurante

8h45 — Pegar um café em um drive-thru

9h — Chegar ao escritório e ser imediatamente bombardeado pelo que você perdeu e pela equipe que apareceu

10h — Voltar a atenção para o seu trabalho mais importante

11h03 — Já estou cansado e quero ir para casa.

O mesmo padrão aconteceria se eu fosse malhar ou fizesse um passeio de bicicleta de uma hora ou realizasse afazeres. Até eu me arrumar, fazer a atividade, voltar, tomar banho e me concentrar, as horas se passaram. Meu período mais produtivo do dia se fora, e meu trabalho mais importante permaneceu intocado.

Também trabalhei com algumas pessoas muito inteligentes que usam sua Zona Verde para colocar em prática uma lista das tarefas que mais odeiam. Elas gastam seu horário nobre para lidar com uma caixa de entrada entupida, enviar seu relatório de despesas ou organizar seus arquivos. Isso é ótimo se o seu trabalho for responder e-mails, arquivar despesas ou organizar discos rígidos — mas a maioria desses líderes só está fazendo essas tarefas para tirá-las do caminho. E eles gastam algumas de suas melhores horas fazendo isso.

Parece familiar? Você já sabe que, se quiser estar no seu melhor, as coisas terão que mudar.

TRÊS HORAS DE TRABALHO

Se não quiser desperdiçar sua preciosa Zona Verde, o que fazer quando só tem de três a cinco horas de pico por dia? Aceitar um dia de trabalho de três horas? Pedir demissão? Admitir ao seu chefe que você é uma farsa?

Mudar para um dia de trabalho de três horas pode parecer incrível, mas a maioria de nós é paga para trabalhar um pouco mais do que isso. Você ainda tem mais vinte horas restantes no relógio — horas que precisa usar em outras coisas.

Isso levanta algumas grandes questões. O que *fazer* na sua Zona Vermelha quando você está sentado em sua mesa depois de um almoço rico em carboidratos ou cochilando na peça da escola de seu filho — além de ingerir cafeína? E quanto à Zona Amarela, quando não está tão afiado quanto na Zona Verde, mas ainda não virou um zumbi? E sua caixa de entrada? E todas aquelas ligações que você tem que fazer? E aquela troca de óleo do carro que estava marcada para terça-feira passada? E sua família? E seus hobbies?

O que você faz é potencializar sua energia (ou a falta dela). Não lute contra os padrões; *alimente*-os. Aproveite ao máximo cada zona, e, sim, apesar de não parecer nada promissora, até mesmo sua Zona Vermelha pode ser usada de maneira estratégica. Exploraremos tudo isso e muito mais nos próximos capítulos.

UM RESUMO DO CAPÍTULO 4

- Mesmo que o dia tenha 24 horas iguais, nem todas as horas *parecem* iguais.
- A maioria das pessoas tem apenas três a cinco horas profundamente produtivas por dia.
- Zona Verde: Quando sua energia está alta, sua cabeça, fresca, e seu foco, aguçado.
- Três horas potencializadas superam dez horas não potencializadas.
- Zona Vermelha: Quando sua energia está baixa. Você tem dificuldade em prestar atenção e acha muito difícil produzir um trabalho significativo.
- Zona Amarela: Quando sua energia está na média. Você não está no seu melhor nem no seu pior.
- O valor dos princípios deste livro é como o da tinta: tudo depende da aplicação.
- Aproveite sua energia (ou a falta dela). Não lute contra os padrões; *alimente*-os.

× × ×

PARTE 3

POTENCIALIZE SUA ENERGIA

CAPÍTULO 5

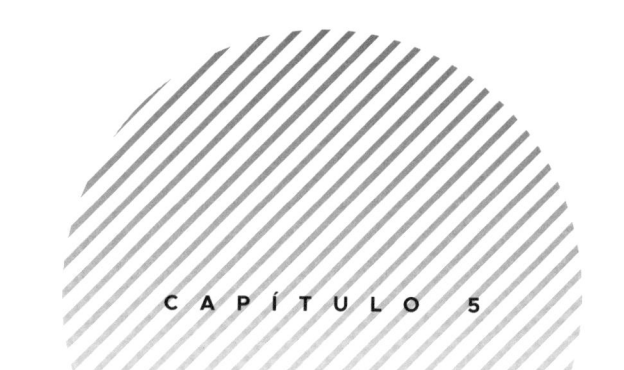

FAÇA O QUE VOCÊ FAZ DE MELHOR

Invista Sua Energia Para Obter os Melhores Resultados

> É preciso lutar contra a rapidez do tempo, usando-o com velocidade, e bebê-lo depressa, como que sorvendo de uma corrente veloz que não fluirá para sempre.
>
> — *Sêneca*

Fazer os investimentos certos com seu tempo e energia pode produzir alguns resultados surpreendentes, assim como no caso dos investimentos financeiros. Falando nisso, vou propor um jogo. Imagine que você tem dez ações diferentes em seu fundo de aposentadoria. Imaginemos também que duas das dez ações estejam produzindo 80% dos retornos obtidos. Querendo ter certeza de que está entendendo certo, você examina seus extratos e vê que, durante cinco anos, essas ações produziram consistentemente 80% do crescimento de seus investimentos. Você, então, se encontra com sua consultora financeira, e ela afirma que essas ações são investimentos sólidos no futuro. Ao pesquisar no Google alguns outros relatórios, eles mostram que essas duas ações provavelmente continuarão crescendo. Agora você está convencido de que isso não é uma aberração.

Se tivesse mil dólares para investir hoje, o que você faria?

Uma opção seria ignorar os dados que acabou de ver, colocando R$100 em todas as dez ações e planejando se aposentar aos 92 anos de idade. Pessoalmente, eu colocaria 100% do meu dinheiro nas duas ações que estão produzindo a maior parte dos resultados (confesso: não sou nenhum Warren Buffett, mas gosto de correr riscos). Se você for um pouco mais cauteloso, pode colocar 80% do dinheiro em investimentos de alto desempenho e distribuir os R$200 restantes em outro lugar.

Resumindo, considerando o que você já sabe, colocar R$100 em todas as dez ações simplesmente não faria sentido, não é?

A questão é a seguinte: apesar de a maioria das pessoas não investir dinheiro sem pensar, muitas investem tempo e energia dessa forma.

Investir suas atividades de maior rendimento em sua Zona Verde pode produzir retornos semelhantes àquelas duas ações mais lucrativas. Embora você tenha 24 horas iguais em um dia, nem todas *parecem* iguais ou *produzem* da mesma maneira. É ao potencializar sua energia que os retornos exponenciais começam. Fazer o seu melhor trabalho no seu período de melhor energia aumenta de maneira significativa a qualidade e a quantidade do seu trabalho (você provavelmente será capaz de lidar com mais tarefas), e até mesmo o seu humor.

Até agora, acredito que tenha esboçado a primeira versão do seu Relógio de Energia e tenha uma noção da sua Zona Verde — aquelas três a cinco horas em que você se encontra no pico de energia na maioria dos dias. Também já tem uma boa noção de suas Zonas Amarela (energia intermediária) e Vermelha (baixa energia). Voltaremos a essas outras zonas no próximo capítulo, mas agora vamos detalhar o melhor uso da Verde, porque é nela que está a maior parte da energia.

>>> **Embora você tenha 24 horas iguais em um dia, nem todas parecem iguais ou produzem da mesma maneira.**

E SEU TALENTO, QUAL É?

Agora que você sabe *quando* está no seu melhor, vamos esclarecer outro fator importante: *Qual* é o seu talento?

Sei que parece uma pergunta simples, mas nem todos conseguem respondê-la com precisão. Provavelmente é verdade que quanto maior a sua idade, mais consciente você fica de seus pontos fortes e fracos. Mas também descobri, depois de 25 anos como líder sênior, que ainda estou refinando minha compreensão dos meus talentos. Toda vez que os entendo (certo), o rendimento aumenta. Descobrir os próprios talentos pode muito bem ser uma busca para toda a vida. Eu tenho um mentor que está na casa dos 80 anos, e sua compreensão excepcionalmente clara de seus dons faz com que ele contribua, já em sua nona década, de maneira significativa para líderes de todo o mundo. Eu diria que é um objetivo digno. Além disso, o crescimento pessoal e as transições de carreira exigem que as pessoas continuem aprimorando sua compreensão de seus talentos.

Certamente, todos nós temos uma parte que quer ser ótima em tudo e, embora eu tenha conhecido alguns polímatas, não é o meu caso. Se me colocarem para palestrar com pouca preparação, posso fazer uma performance inspiradora e visionária que pode motivar as pessoas a agir. Mas se me pedirem para consertar os freios de um carro, espero que o seguro esteja em dia. A maioria de nós tem uma gama estreita de atividades nas quais nos destacamos.

Embora seu dom seja provavelmente mais restrito do que você esperava (não se preocupe — um dom limitado pode ser um superpoder), há outros fatores a serem considerados para descobrirmos qual o melhor uso de sua Zona Verde — fatores como paixão e impacto.

Dom + Paixão + Impacto = Foco Ótimo na Zona Verde.

Se você fizer um diagrama de Venn, fica assim:

ZONA VERDE IDEAL

(Diagrama de Venn com três círculos: Dom, Paixão, Impacto. A interseção central está destacada como "Verde".)

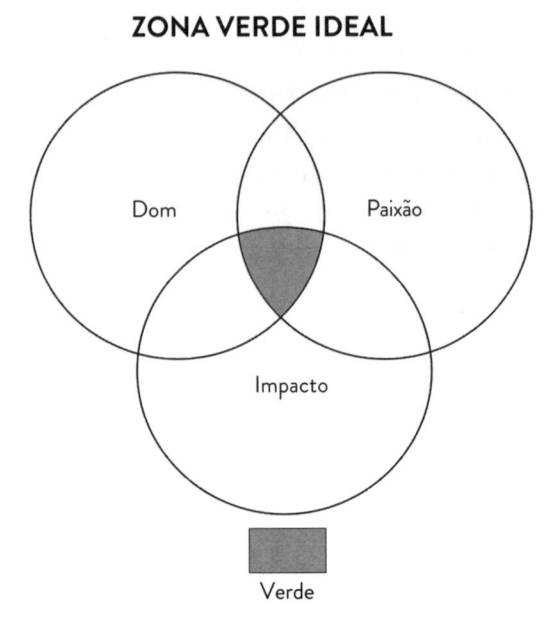

Vamos detalhar um componente de cada vez, começando pelo seu dom.

DOM

Seu *dom é* o seu ponto ideal — o que você faz de melhor.[1] São as coisas que os outros acham difíceis, mas que você faz parecer fácil, um talento nato.

Seu dom é diferente do seu conjunto de habilidades. Essas você pode aprender (como carpintaria ou gestão de projetos) ou desenvolver ainda mais a partir de um talento nato (como um cantor talentoso que faz aulas de canto ou um novo CEO que contrata um *coach* para aumentar seu desempenho). Desenvolver suas habilidades pode levá-lo mais longe, e no final deste capítulo voltaremos às instruções para usá-las. Por enquanto, porém, concentre-se nos dons. O dom é um talento de nível muito mais natural ou bruto que um conjunto de habilidades.

Os dons funcionam (e não funcionam) da seguinte maneira. Eu sempre quis tocar violão quando era criança e até trouxe um de doze cordas comigo para a faculdade. Com três anos de trabalhar duro nas progressões de acordes, aprendi a tocar os dois primeiros minutos de *Don't Stop Believin'*, do Journey. A maioria dos meus amigos não conseguiu reconhecê-la (principalmente porque era um arranjo de teclado com alguns toques de guitarra), mas veja bem, eu dei tudo de mim. Por fim, guardei meu violão e o esqueci.

Isto é, até os meus 36 anos. Foi nesse ano que eu e minha esposa decidimos presentear nosso filho Jordan, que tinha 10 anos, com uma guitarra no Natal. Decidindo não poupar as economias, fomos à loja mais próxima e compramos a melhor Yamaha que eles tinham. Foi um começo.

Jordan teve aulas de música desde o jardim de infância e tem um talento nato para música. Como pai dele, pensei que esta seria minha chance de lhe mostrar os dois acordes que eu lembrava da faculdade e aprender a tocar guitarra com ele. Afinal, estávamos começando quase do mesmo lugar — ele nunca havia tocado guitarra, e eu nunca soube muito bem como tocar. Pensei que poderíamos aprender juntos.

Olhei para as revistas de acordes que compramos com a guitarra e o amplificador, juntando um dó e um sol, subindo e descendo lenta e desajeitadamente pelo braço da guitarra. Ele pediu a guitarra e, depois de uma ou duas tentativas, encontrou o dó e o sol. Depois, descobriu o ré e o mi e logo progrediu para os acordes menores e sustenidos e, nesse momento, me retirei para chorar. Minha brilhante ideia de pai e filho aprendendo juntos e se tornando heróis da guitarra durou oito minutos.

Jordan tem talento musical. Já eu, digamos que não. Nenhuma quantidade de habilidade pode realmente compensar a falta de talento nato. Meu filho passou a tocar não apenas teclado e guitarra, mas também bateria e baixo. Ele até gravou com algumas bandas. E eu? Bem, continuo ouvindo Journey.

Uma pista para encontrar o seu dom é considerar que algo que parece fácil para você é difícil ou complexo para os outros. Até hoje, quando vejo um artista tocando um instrumento e cantando ao mesmo tempo, fico maravilhado. Quando vejo um jogador de golfe acertar uma tacada de 320 jardas direto no meio do buraco, eu aplaudo (quer dizer, isso direto do mato, onde ainda estou procurando minha bola). Uma de minhas funcionárias de longa data, Sarah, consegue neutralizar quase qualquer situação com sua elegância, cordialidade e empatia; portanto, sempre que a questão é muito complexa, é ela que chamo.

Tudo isso parece difícil, se não impossível, para mim. No entanto, quando faço uma palestra de 45 minutos em uma conferência para milhares de pessoas e não uso anotações, as pessoas perguntam: "Como você faz isso?" Muitas vezes, tenho vontade de dizer: "Não é tão difícil. As palavras simplesmente me vêm."

Para encontrar o seu dom, reflita e consulte as pessoas próximas a você sobre estas perguntas:

- *O que parece fácil para mim, mas parece difícil ou complexo para os outros?*
- *Que talento uso repetidamente em diferentes contextos?* (Por exemplo, você acaba organizando eventos, conversando com um grupo, falando por ele, ou sendo o gerente, mesmo que não tenha sido contratado para fazer isso.)
- *O que os outros apontam como meu dom e talento?*

PAIXÃO

Sua *paixão* é o que você ama fazer. Mas e quanto às tarefas — seu trabalho de verdade, que precisa fazer? Bem, da mesma forma que nem todas as horas são criadas iguais, nem todas as tarefas são criadas iguais. Você faz coisas que ama e outras que detesta. Isso é normal.

Você provavelmente é apaixonado por aquelas em que pode empregar seu talento, mas a paixão pode ir além do dom. A chave para encontrar sua paixão é procurar aquilo que lhe dá energia. Em outras palavras, há um punhado de atividades que você considera não apenas agradáveis, mas também energizantes. Embora possam ser tarefas desafiadoras (como elaborar uma demonstração fantástica de perdas e ganhos, fechar um negócio ou escalar uma montanha), você as considera revigorantes.

Sua paixão pode ser quase qualquer coisa. Embora a comunicação seja minha principal paixão, a sua pode ser planejamento estratégico, desenvolvimento de equipe, organização, planejamento de eventos, edição, administração, design, ensino ou algo totalmente diferente. Em sua vida pessoal, sua paixão pode ser correr, cozinhar, ter contato com a arte ou passar o tempo com amigos ou familiares. Você sente que simplesmente precisa fazer essa atividade.

Se não tiver certeza sobre sua paixão, monitore seus pensamentos e as coisas que você diz aos outros para obter pistas sobre ela. Talvez diga, por exemplo: "Que bom, hoje vou me encontrar com Jake. Adoro ter um tempo com ele" ou "Que bom que hoje tenho três horas para criar o site do meu cliente". Existem pistas em pensamentos como esses, rastros da sua paixão. Pode ser que você goste de Jake, goste de interagir com pessoas ou ambos. Da mesma forma, pode gostar de trabalhar com clientes, web design ou ambos. Preste atenção nas coisas que o alimentam.

Recentemente, encerrei um dia de filmagem em que gravei dez novas palestras para vários eventos online. Claro, foi um dia cansativo. Mas quando a equipe e eu terminamos, senti que fizera o que fui criado para fazer: entregar conteúdo de liderança de uma forma que pudesse ajudar as pessoas. Para citar o maratonista Eric Liddell, que ganhou a medalha de ouro nos jogos olímpicos, no clássico filme *Carruagens de Fogo*: "Acredito que Deus me fez com um propósito, mas também me fez ser rápido. E quando corro, sinto Seu júbilo."[2]

Por mais difícil que seja, ter uma paixão significa que você não consegue se imaginar não fazendo a atividade em questão e, apesar do esforço envolvido, você a considera imensamente gratificante. Quando clico em "publicar" em um novo episódio do meu podcast, ajudo minha equipe a avançar ou lanço um novo livro, ainda tenho dificuldade em acreditar que posso fazer isso com minha vida.

Na minha esfera pessoal, o tempo com minha esposa, filhos, família e amigos, bem como atividades como passeios de barco, churrascos e ciclismo sempre integram a minha lista de paixões. Espero que você também tenha uma lista de coisas que adora fazer em seu tempo pessoal.

Para identificar sua paixão, reflita:

- *Quais são as tarefas que mais desejo realizar?*
- *Que atividades que me energizam?*
- *Quando é que perco a noção do tempo por adorar o que estou fazendo?*

IMPACTO

Finalmente, a melhor maneira de usar sua Zona Verde é aproveitá-la para obter o maior impacto. O *impacto* refere-se às coisas que, quando feitas, farão a maior diferença, às vezes até imediatamente, mas geralmente em longo prazo.

Então, como determinar o impacto? Reflita sobre as tarefas de maior valor que seu empregador o remunera para cumprir. Quais são suas principais responsabilidades? Quais são seus objetivos prioritários? Essas são ótimas perguntas para redirecionar o foco. Depois de entender como respondê-las, você provavelmente perceberá o que muitos líderes já descobriram: trata-se das coisas mais fáceis de sacrificar na correria de um dia agitado. As tarefas mais importantes das quais você é encarregado são aquelas que nem sempre são cumpridas.

No trabalho, talvez você precise desesperadamente que o próximo trimestre seja próspero ou perceba que alinhar sua equipe à missão e aos objetivos realmente levaria sua organização adiante. Talvez você sinta que seus clientes mais importantes precisam ser mais bem cuidados, que é hora de elaborar uma palestra visionária, ou que você simplesmente precisa fazer um *rebranding*, abrir um novo escritório ou concluir seu plano estratégico. Instintivamente, você sente que há algumas coisas que, quando feitas, impactarão mais do que outras. Portanto, a pergunta é: como aproveitar seus dons e paixão para progredir nessas coisas mais importantes durante as horas da Zona Verde?

Quando se trata de determinar o que tem maior impacto pessoal, você pode começar com esta pergunta: O que estou tentando conquistar com minha vida, minha família, minha fé? Sei que essa é uma grande questão, mas é importante manter o foco. Em seguida, descubra o que você precisa fazer para se aproximar de seus objetivos no momento.

Na prática, como pai, pode ser que perceba que seus filhos estão precisando passar um tempo com você. Ou talvez seja o contrário. Por ter passado *muuuuito* tempo com as crianças, você precisa de um tempo longe com uma dose saudável de conversas com adultos ou de uma manhã sozinho para não irritar seus filhos. Se você é uma pessoa de fé, talvez elevar as disciplinas espirituais que vinham sendo ignoradas seja um ótimo uso para sua Zona Verde. Ao dedicar sua Zona Verde a esses importantes objetivos pessoais, você verá resultados muito melhores do que se fosse buscá-los fora de seu tempo ótimo. Ao passo que não se sentiria tão revigorado se fizesse suas atividades mais importantes durante sua Zona Amarela ou Vermelha. Usar sua Zona Verde para seus objetivos principais traz resultados poderosos.

Você tem noção de que pode maximizar seu impacto no trabalho e no lar? É incrível.

Para descobrir as coisas mais importantes, reflita:

- *O que posso fazer hoje/nessa fase que terá um impacto significativamente positivo?*[3]
- *Quais são as coisas (ou a coisa) que, quando bem feitas, me ajudarão a levar a causa adiante?*
- *Que atividades que, quando feitas repetidamente, me ajudam a ter um progresso significativo? (Essa é uma questão-chave, porque seus padrões e disciplinas contínuos geralmente causam o maior impacto em seu trabalho e em sua vida.)*

Então, pronto. Dom + Paixão + Impacto = Foco Ótimo na Zona Verde.

Se você quiser uma maneira mais formal de avaliar seus talentos, use a tabela de dicas "Foco Ótimo na Zona Verde".

× × ×

**Baixe sua tabela de dicas
"Foco na Zona Verde Ideal" em
www.AtYourBestToday.com** [Conteúdo em inglês]

Ao responder às perguntas relacionadas a essas três áreas e usar sua Zona Verde de acordo com elas, você potencializará o poder de fazer o que faz de melhor quando estiver no seu melhor.

Uma observação rápida: não seja muito duro consigo mesmo ao lidar com essas questões. Uma mensagem para todos os perfeccionistas: você não precisa ter respostas perfeitas. Faça o melhor que puder, depois revisite esta seção do livro. O Ciclo da Prosperidade e a Zona Verde melhoram à medida que você aprende mais sobre si mesmo e revisita os principais conceitos e princípios, ajustando-se à medida que avança.

POTENCIALIZE

A Zona Verde ideal se constrói da seguinte maneira. Digamos que você seja um engenheiro de software que esteja trabalhando em um aplicativo que será lançado no mercado em dois meses, sendo responsável por supervisionar a interface do usuário (IU). Ao entrar na reta final, você percebe que o melhor uso de sua Zona Verde se resume a três coisas: é necessário fazer uma pesquisa de mercado final sobre a evolução IU nos próximos doze a dezoito meses para que seu aplicativo não fique desatualizado rapidamente, e você reserva 60 minutos diários para isso. Em seguida, passa de 60 a 90 minutos analisando o feedback dos usuários beta para garantir que detectou as falhas e entendeu a experiência deles, boa e ruim. Seu uso da Zona Verde está totalmente envolvido com o feedback e a prática de anotações detalhadas. Por fim, você reserva o restante de sua Zona Verde para duas reuniões:

a primeira de uma hora, com o líder do projeto, e a segunda de 30 minutos, com toda a equipe para coletar feedback, superar obstáculos e definir os próximos objetivos.

Refletindo, parece um dia de trabalho bastante razoável. E, com certeza, você tem outras reuniões e atividades que realizará nas Zonas Amarela e Vermelha, mas se isso foi tudo o que conquistou no dia, foi um dia muito bom. Você ficará chocado com a frequência com que isso acontece ao otimizar sua Zona Verde.

Agora, voltando à sua vida pessoal, vamos imaginar um sábado em que você trabalha no jardim, faz o dever de casa com as crianças, passa um tempo muito necessário com seu cônjuge, e depois todos vão jogar futebol à tarde. Mais uma vez, vamos imaginar que sua Zona Verde aconteça pela manhã, e que seu cônjuge valorize o tempo de qualidade. Tomar café da manhã com ele/ela em uma das suas cafeterias favoritas lhes vale duas horas ininterruptas — a linguagem do amor dele/dela. Quando você chega em casa, passa meia hora com as crianças fazendo o dever de casa e depois corta a grama (você já não estará no seu melhor, mas veja bem, não é nenhuma liga competitiva de cortar grama). Então, tira uma soneca rápida e vai para o jogo de futebol.

A maioria das pessoas deixa os dias acontecerem, o que resulta em desapontamento, tensão, expectativas não atendidas e coisas importantes deixadas de lado. Ao potencializar sua Zona Verde, você pode garantir que isso não lhe aconteça.

NOVATOS VERSUS EXPERTS NA ZONA VERDE

Deixamos a questão da habilidade de lado algumas páginas atrás. Vamos recuperá-la, porque é aí que a diversão começa. Se quiser ver a sua Zona Verde utilizada no seu potencial máximo, não se prenda aos dons que pode utilizar nesse período, mas também nos que pode desenvolver.

Malcolm Gladwell explicou como artistas de reconhecimento internacional desenvolvem seus dons em *Fora de Série: Outliers*, o livro no qual ele popularizou o que se tornou amplamente conhecido como "a regra das dez mil horas". Gladwell argumentou que tornar-se um expert de reconhecimento mundial em algo — dominando verdadeiramente um ofício — é uma combinação de talento bruto e dedicação de dez mil horas trabalhando nisso.[4]

Isso significa que, se realmente quiser desenvolver seu dom, precisa praticar quando todo mundo está se divertindo. Significa trabalhar na comunicação, não apenas para preparar sua próxima palestra, mas estudar mais a fundo o ofício de falar e escrever. Significa ensaiar a palestra em uma sala vazia, aprimorar seu trabalho até que ele ganhe vida, trabalhar em oito rascunhos, não apenas dois. Se você for um jogador de golfe profissional, isso significa treinar as tacadas até que o sol se ponha, e todos os outros jogadores tenham ido para casa. Se você levar seus relacionamentos a sério, isso significa ir a um terapeuta para resolver as coisas em vez de assistir a algo na Netflix depois de reclamar com seu amigo sobre a qualidade de seu relacionamento. Pessoas talentosas que dedicam dez mil horas de prática e desenvolvimento têm muito mais chances de se tornarem as melhores em seu campo. Gladwell argumentou que essa é uma das histórias coerentes por trás do sucesso.

Só tenho um problema em desenvolver meu dom (e minha Zona Verde). Naturalmente, faço o *oposto* do que Gladwell argumentou ser o indicado para se tornar um profissional de reconhecimento internacional.

Voltemos à minha vida de comunicador.

Meu pai gosta de contar a história de quando, aos 12 anos, fui convidado para dar uma palestra em nossa igreja sobre minha experiência no acampamento. (Não tenho nenhuma lembrança real disso, então você terá que confiar no relato de meu pai.) Aparentemente, naquela noite, eu estava bem no final da lista de palestrantes e, quando a garota à minha frente terminou, cheguei perto do meu pai e disse que ela tinha acabado de dizer tudo o que eu falaria.

Meu pai pareceu preocupado e respondeu: "E agora, Carey, o que você vai fazer?"

Prenunciando muito do resto da minha vida, meu eu de 12 anos aparentemente disse: "Não se preocupe, pai. Vou inventar alguma coisa."

Dito e feito. Meu pai e todos os outros no salão da igreja naquela noite pensaram que eu havia preparado um ótimo discurso. Embora isso pareça uma grande habilidade, há um lado sombrio. Meu problema é o seguinte: *ainda consigo fazer isso*. Se você me puxasse de lado agora à tarde e me dissesse: "Carey, o palestrante da sessão final do evento acabou de ligar dizendo que está doente. Você pode substituí-lo? Precisamos de uma palestra de trinta minutos daqui a cinco minutos. Você está pronto para isso?"

Claro, eu engoliria em seco, e não quero parecer arrogante, mas acho que conseguiria fazer a palestra. E a maioria das pessoas provavelmente sairia satisfeita, dizendo que foi útil.

E o problema é exatamente esse. Quanto maior for seu talento nato, mais fácil será gastar *menos* tempo, e não mais, nele. Por quê? Porque você consegue fazer um bom trabalho sem nem mesmo tentar.

Muitas vezes na minha vida foi exatamente isso que fiz. Eu preparava tudo de última hora porque ficava sobrecarregado com outras mil coisas, outras mil prioridades disputando minha atenção. Organizava uma palestra levando um quarto do tempo que deveria ter levado para fazê-la direito. E muitas vezes ninguém notava. Essa é uma maneira terrível de administrar um dom. Também é uma estratégia muito ruim em longo prazo se você deseja desenvolver totalmente seu talento.

A tirania do cotidiano geralmente atrapalha o desenvolvimento de seu dom a um conjunto de habilidades de alto nível. Médicos que passam o dia todo atendendo pacientes podem acabar fazendo uma educação continuada mínima, lendo apenas o suficiente dos últimos estudos revisados por pares para manter a prática, mas não o suficiente para se tornarem inovadores ou especialistas procurados ou para otimizarem suas habilidades. Docentes e professores, sobrecarregados com a carga horária, a administração e o fluxo interminável de trabalhos que precisam ser corrigidos, param de ler estudos sobre as áreas que costumavam fasciná-los. Também conheci vários advogados que, embora façam o seu melhor para representar seus clientes, costumam comparecer ao tribunal um pouco despreparados e nunca se preocupam em aprimorar suas habilidades de advocacia ou negociação. Gastar trinta minutos de sua Zona Verde todos os dias lendo, estudando e aprimorando suas habilidades pode fazer uma diferença surpreendente. Assim como os juros compostos, os benefícios reais de pequenos investimentos em seu conjunto de habilidades só aparecem anos depois.

Mas é claro que a maioria de nós não costuma viver dessa maneira. Quando a Espiral do Estresse o suga, e você espreme seu trabalho mais importante no espaço que sobrou na sua vida, acaba burlando seu dom. Você o burla quando o usa, mas nunca se dá ao trabalho de desenvolvê-lo. E quando faz isso, burla o seu melhor também, para caramba.

>>> *Você burla seu dom quando o usa, mas nunca se dá ao trabalho de desenvolvê-lo.*

Ao usar seu dom, mas nunca desenvolvê-lo, todos perdem. Você perde porque nunca percebe seu potencial. Sua empresa ou organização perde porque nunca consegue alavancar totalmente o próprio potencial para promover a própria missão. Você perde de uma terceira maneira porque acaba desperdiçando as melhores horas do seu dia — e da sua vida — em coisas que realmente não importam e que lhe esgotam (como aquela reunião de café da manhã ou o impulso de esvaziar sua caixa de entrada). Finalmente, ficar trabalhando em áreas que vão além de seu dom é tão desmotivador que pode levá-lo ao burnout.

Em vez disso, imagine usar suas horas mais produtivas para *desenvolver* seu dom, não apenas usá-lo. Para realmente estudá-lo e aprimorá-lo até se tornar sua melhor versão possível no que faz. Um conjunto de habilidades altamente desenvolvido é o que distingue os profissionais de todos os outros. E por você estar fazendo algo que, via de regra, *adora* fazer, essas horas se tornam sinérgicas. Você acaba as tarefas mais, ao invés de menos, energizado. Sua energia e paixão são renovadas diariamente.

Então, faça o oposto do que a maioria de nós costuma fazer. Em vez de empurrar seu trabalho mais importante e as tarefas em que você é melhor para suas Zonas Amarela e Vermelha — o período deserto da semana de trabalho — faça o que você faz de melhor quando está no seu melhor.

Essa é a sua Zona Verde. Quando aproveitá-la, acho que ela se tornará o período mais precioso do seu dia, esteja você no trabalho ou em casa. Os princípios que abordamos no restante do livro mostrarão como refiná-la ainda mais, mas agora você já conhece os conceitos-chave. Dominar sua Zona Verde é importante porque, como Sêneca observou na citação que abre este capítulo, "É preciso lutar contra a rapidez do tempo, usando-o com velocidade e bebê-lo depressa, como que sorvendo de uma corrente veloz que não fluirá para sempre".[5] Sua Zona Verde é o seu tempo mais valioso, e agora você sabe o que fazer com ela.

UM RESUMO DO CAPÍTULO 5

- Embora você tenha 24 horas iguais em um dia, nem todas as horas *parecem* iguais ou *produzem* igualmente. Aproveitar sua energia é onde os resultados exponenciais começam.
- Um dom limitado pode ser um superpoder.
- Dom + Paixão + Impacto = Foco na Zona Verde Ideal.
- Seu *dom* é aquilo em que você tem um talento nato.
- Sua *paixão* é o que você ama fazer — o que lhe dá energia.
- Da mesma forma que nem todas as horas são criadas iguais, nem todas as tarefas são criadas iguais.
- *Impacto* refere-se àquelas coisas que, quando feitas, fazem a maior diferença, às vezes até imediatamente, mas geralmente em longo prazo.
- Quanto maior for seu talentoso nato, mais fácil será gastar *menos*, e não mais, tempo nele.

- Você burla seu dom quando o usa, mas nunca se dá ao trabalho de desenvolvê-lo.
- Use suas horas mais produtivas para *desenvolver* seu dom, não apenas usá-lo.
- Sua Zona Verde, quando aproveitada, se tornará o período mais precioso do seu dia, esteja você no trabalho ou em casa.

× × ×

… CAPÍTULO 6

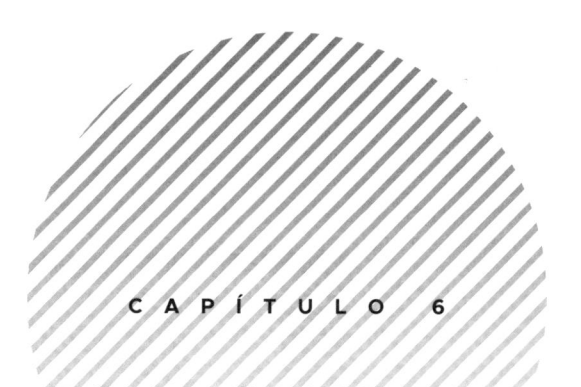

ZONA AMARELA, ZONA VERMELHA E OUTROS PROBLEMAS DA VIDA REAL

Como Potencializar Momentos e Situações Não Ideais

> "Devo estar exausta", Buttercup conseguiu dizer. "Com a emoção e tudo mais."
> "Descanse, então," sua mãe advertiu. "Coisas terríveis podem acontecer quando se está exausta. Eu estava exausta na noite em que seu pai me pediu em casamento."
> — *William Goldman*

Depois de passar suas horas de pico fazendo o que faz de melhor, você pode estar se perguntando: E as outras horas?

Ótima pergunta.

Falando nisso, deixe-me citar outro tópico que pode estar gerando dúvida. Talvez você esteja pensando assim: *Carey, isso funciona que é uma maravilha para você. Mas, ao contrário de mim, você é o chefe — o líder sênior de sua organização. Não tenho esse tipo de liberdade no trabalho e, além disso, meus meninos ainda não estão na escola.*

Quando você colocou o Ciclo da Prosperidade para funcionar em sua vida, seus filhos já eram mais velhos, e agora que sua casa é um ninho vazio, você tem controle total sobre sua vida e seu tempo. Mas e eu?

Se estiver se perguntando coisas assim, ótimo. Neste capítulo, exploraremos o que fazer com suas Zonas Amarela e Vermelha e esclareceremos algumas questões importantes sobre as circunstâncias que criam desafios de energia.

Então, se você está pronto para olhar para o resto do seu dia e lidar com perguntas e objeções comuns, vamos nos aprofundar. Começaremos com suas Zonas Amarela e Vermelha, aqueles horários não ideais que se repetem diariamente e que constituem *a maior parte* do seu dia. O que você faz com essas zonas?

Nos dias em que você otimizou sua Zona Verde, ficará surpreso com a tamanha produtividade e a sensação de dever cumprido que vai sentir. Quando seu trabalho mais importante estiver concluído ou bem encaminhado, ele lhe dará uma liberdade que, caso contrário, você nunca aproveitaria, porque as tarefas importantes e massivas — que geralmente ficam zanzando na sua frente até o fim do expediente — estarão concluídas. Ou pelo menos bem encaminhadas. Você dedicou sua Zona Verde a elas. O relatório foi escrito. A reunião aconteceu. A palestra já está pronta para ensaiar. O novo membro da equipe foi contratado. Você já fez o que de fato importa e agora está livre para se concentrar nas tarefas menos exigentes e menos energizantes.

Isso alivia enormemente a pressão do resto do dia e, como resultado, todo o resto parecerá menos urgente e menos importante. Mas, na maioria dos dias, você não conseguirá completar sua lista de tarefas durante sua Zona Verde e ainda haverá horas de trabalho por fazer. Então, o que faz?

É simples: combine as tarefas restantes com suas zonas de energia restantes.

SUA ZONA AMARELA

Como sua Zona Amarela consiste nas horas em que você tem uma quantidade moderada de energia, use-as para realizar tarefas de importância moderada.

Depois de descobrir quais são suas tarefas mais importantes e seus principais dons e paixões, você também será capaz de descobrir as que são de importância moderada e as de menor importância. Você provavelmente pode simplesmente voltar às suas respostas às perguntas do capítulo anterior e identificar o que não entrou na sua Zona Verde.

Costumo realizar reuniões na minha Zona Amarela. Às vezes, as conexões mais importantes entram na minha Zona Verde, mas como produzir conteúdo de qualidade e esclarecer estratégias são algumas das minhas tarefas mais importantes, raramente uso minha Zona Verde para reuniões. A amarela dá para o gasto. Durante minha Zona Amarela, também trabalho no gerenciamento da agenda com minha equipe e decido nossa programação para as próximas semanas e meses. Também sou um *podcaster* e, por mais importante que meu podcast seja para minha empresa, farei a maioria das entrevistas em minha Zona Amarela, porque tenho energia suficiente para concluir a tarefa direito. Além disso, preciso de menos esforço para ter uma conversa significativa do que para criar conteúdo do zero.

SUA ZONA VERMELHA

Com isso, chegamos à sua Zona Vermelha, aquela hora do dia em que você apela para os três últimos neurônios restantes. Guarde suas tarefas menos importantes para sua Zona Vermelha.

Você pode discordar, pensando: *Mas não vou estragá-las?* Talvez. Mas se fizer um trabalho abaixo do ideal em algumas tarefas, por que não fazê-lo nas tarefas que importam menos ao invés de naquelas que importam mais? Como você já sabe, se desperdiçar sua Zona Verde ou burlar seu dom por não fazer o que faz de melhor quando está no seu melhor, sua Zona Vermelha às vezes receberá seu trabalho mais importante, o que garantirá que você só *use* seu dom e não o *desenvolva*.

Eu uso minhas zonas de baixo consumo de energia para limpar meus e-mails, realizar reuniões de baixo risco, fazer trabalho administrativo de rotina e (cada vez mais) fazer exercícios. Anos atrás, eu me exercitava pela manhã. Como não estava treinando para uma equipe nacional de ciclismo, percebi que usar meu horário de pico para malhar provavelmente não cairia bem para mim. Hoje em dia, costumo fazer meus treinos entre 16h e 18h — minha Zona Vermelha. Mesmo que eu esteja cansado ao colocar meu equipamento e sair para pedalar, um passeio de bicicleta de 60 a 90 minutos reiniciará e reenergizará completamente meu corpo. E é melhor fazer isso do que olhar para um cursor piscando ou adormecer em cima do teclado. Se o seu chefe estiver aberto a horários flexíveis (o que só está crescendo), começar cedo para sair mais cedo é uma opção, seja para malhar, levar seus filhos ao treino de futebol ou fazer outra coisa para recuperar suas zonas de energia mais baixas.

O maior erro que você pode cometer na Zona Vermelha é deixar decisões importantes ou tarefas críticas para fazer nesse período. Mais de uma vez, acabei decidindo coisas importantes em minha Zona Vermelha e, duas semanas depois, perguntei à minha assistente quem diabos foi o responsável por essa estupidez. Ela então gentilmente me lembrou de que tinha sido eu. Usar sua Zona Vermelha para redigir um e-mail que será enviado para toda a organização é uma excelente maneira de cometer uma gafe, digitando incorretamente para milhares de pessoas verem. Ou tentar resolver um conflito quando estiver exausto. Nunca dá certo.

Você tomará decisões ótimas em sua Zona Verde e outras de boas a ótimas decisões em sua Zona Amarela, mas em sua Zona Vermelha, bem, apenas não lide com nada que realmente importe, a menos que tenha outras pessoas por perto para verificar seu trabalho ou ficar de olho em você durante a reunião.

Novamente, você terá que descobrir como combinar suas responsabilidades exatas com suas zonas de energia, mas é só experimentar um pouco que encontrará combinações que cooperam para o seu bem e para o bem de sua organização.

Então, agora você já tem uma noção de como fazer bom uso das três zonas de energia. Antes de deixarmos esta seção do livro e passarmos a definir suas prioridades, há três desafios do mundo real que vale a pena enfrentar. À medida que as pessoas descobrem suas zonas e começam a implementar as estratégias do Ciclo da Prosperidade, elas costumam se deparar com três obstáculos que são realmente fáceis de superar. Vamos abordá-los um por vez.

DESAFIO 1: NÃO TENHO CONTROLE SOBRE MINHA AGENDA DE TRABALHO

As pessoas costumam me dizer que não conseguem usar suas três zonas da maneira que desejam porque não controlam seu calendário de trabalho da mesma forma que outros líderes. É uma preocupação razoável. A maioria dos funcionários e membros de equipes não comanda tudo da mesma forma que líderes seniores, empreendedores e executivos.

Dito isso, é muito cedo para jogar a toalha.

Você tem mais controle sobre sua agenda e sua vida do que pensa. Não parece ser assim porque nossas mentes gravitam instintivamente para as coisas fora de nosso controle. Da mesma forma que é fácil se concentrar no clima quando você está planejando um dia na praia, é natural se concentrar nas coisas que você não pode controlar no trabalho: seu chefe insensato, o fato de estar extremamente ocupado ou quaisquer outros fatores sobre os quais tenha pouco poder agora.

Uma abordagem muito melhor é inverter isso: focar o que você *pode* controlar, não o que *não pode*. E há uma quantidade surpreendente de coisas que você *pode controlar*.

Pense na sua semana matematicamente. Cada semana tem 168 horas, e uma semana de trabalho típica leva cerca de 40. Só isso.

Você sabe o que isso significa, certo? Significa que você tem controle total sobre 128 horas. O que, por sua vez, significa que apenas

24% das horas que gastará em uma determinada semana serão comprometidas. Com isso, você controla 76% delas.

Embora isso seja um pouco preocupante, vamos explorar ainda mais uma semana de trabalho de 40 horas.

A maioria dos funcionários de escritório descobre que as reuniões e outras obrigações declaradas geralmente equivalem a cerca de 10 a 20 horas semanais. Como já trabalhei com milhares de líderes e pedi que detalhassem suas próprias semanas de trabalho, a maioria fica chocada ao descobrir que geralmente há apenas 10 a 12 horas de reuniões ou compromissos que eles precisam cumprir semanalmente.

Será que seu total de horas pode ser o mesmo? Em caso afirmativo, isso significa que — você está pronto? — a maioria das suas horas de trabalho provavelmente está sob seu controle. Se tiver 20 horas de reuniões e compromissos que não pode alterar, isso ainda significa que controla 88% da sua semana. Pense um pouco nisso.

SUA SEMANA

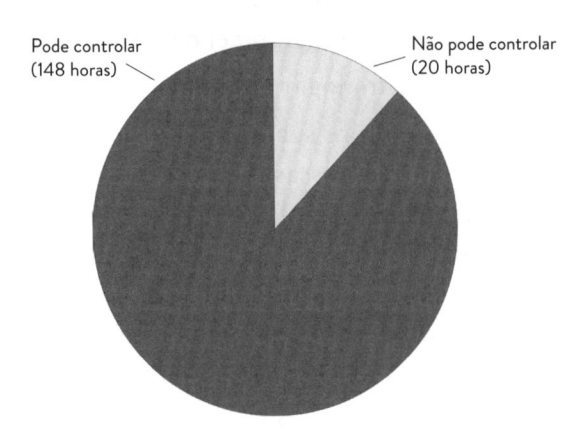

Pode controlar (148 horas)

Não pode controlar (20 horas)

Aqui está a verdade (eu também tive dificuldade em admitir isso para mim mesmo, então entendo a situação): você e seu tempo são muito menos controlados por outras pessoas do que parece. A verdadeira questão é: como lidar melhor com as horas que você *controla*?[1]

Você e seu tempo são muito menos controlados por outras pessoas do que parece. Então, como lidar melhor com as horas que você controla?

Embora o trabalho pareça ocupar toda a sua vida, você tem uma liberdade notável fora dele. Tem 100% de discrição sobre suas horas de folga. Claro, você pode argumentar que as crianças praticam esportes três vezes por semana e têm aulas de música nos outros dois dias. E há refeições para fazer, roupas para lavar, amigos para ver, sem falar no sono. Tudo absolutamente verdade. Mas perceba que *a escolha é toda sua*. Esta é a vida que você construiu. Espero que este livro esteja o ajudando a criar uma vida da qual não queira fugir. Aceitar o tamanho da sua liberdade faz parte disso.

Novamente, você provavelmente tem controle sobre, pelo menos, 128 horas semanais. Toda semana. E mesmo se você também estiver trabalhando por fora com um projeto criativo ou mantendo dois empregos para pagar as contas, você tem controle sobre mais de 110 horas semanais. A questão é: como reestruturar esse tempo para garantir sua prosperidade? Organizar seu tempo e sua saúde não apenas melhorará seu tempo de inatividade, mas também o levará a trabalhar com o tanque cheio em vez de vazio.

DESAFIO 2: EU NÃO SOU O CEO

Outro desafio que a maioria das pessoas enfrenta no trabalho é que elas não são o CEO. Concordo que ser o líder sênior lhe dá uma vantagem, mas tendo sido um líder sênior por décadas, juro que a posição também vem com um conjunto único de estressores que quase empatam com a liberdade obtida (esta é a deixa para todos os líderes seniores concordarem com a cabeça).

Embora a vantagem de ser o CEO possa não ser tão significativa quanto você pensa, a pergunta é razoável: o que fazer quando não lhe cabe administrar a empresa e decidir tudo?

Em primeiro lugar, você já viu que provavelmente tem mais liberdade do que pensa. Se tiver 12 horas semanais de reuniões agendadas, ainda terá 156 horas no comando de sua vida. Isso não é um mau negócio.

Em segundo lugar, procure qualquer período flexível em sua agenda em que você possa fazer o que faz de melhor quando estiver no seu melhor. Faça seu trabalho mais importante quando sua energia estiver alta e transfira todas as atividades de baixa importância para a Zona Vermelha. Se com isso você precisar chegar cedo, se for uma pessoa matinal, ou ficar até tarde, se for notívago, a maioria dos chefes não se opõe a que as pessoas cheguem cedo ou fiquem até tarde.

Essas mudanças devem renovar sua energia e ajudá-lo a se tornar mais eficaz.

Comece mudando o que puder e, à medida que notar melhorias, converse com seu chefe para ver se outras coisas podem ser alteradas.

Talvez, com boas razões que variam de caso a caso, você possa mudar uma de suas reuniões semanais para quinzenal ou reduzir uma reunião de 90 minutos para 60. Às vezes, pode ser apropriado pedir para ser dispensado de uma reunião permanente específica ou ir ao escritório ocasionalmente conforme necessário e, em vez disso, trabalhar de maneira remota.

Mudar os horários das reuniões ou compromissos também pode ser útil. Digamos que você descubra que o encontro semanal com seu supervisor ocorre durante uma Zona Vermelha. Você pode lhe explicar que está lendo um livro para tentar se tornar mais eficaz no trabalho e que aprendeu que essa geralmente é a hora do dia em que você tem menos energia. Seu pedido para que a reunião seja transferida pode ser algo bem recebido.

Alguns princípios a seguir ao abordar seu chefe:

1. *Expresse desejos, não demandas.* Dizer a alguém o que você gostaria que ele fizesse é muito menos eficaz do que expressar o que você gostaria que acontecesse.
2. *Faça perguntas em vez de afirmações.* Formular seu pedido como uma pergunta, em vez de uma afirmação, quase sempre o ajuda a ir mais longe.
3. *Certifique-se de ter feito tudo o que pôde.* É melhor maximizar o uso dos fatores sob seu controle antes de perguntar ao seu líder sobre algo fora dele.[2]

Para concluirmos o tópico: a menos que você tenha um chefe completamente irracional, sua influência sobre ele depende muito dos resultados que você obtém no trabalho. Seja espetacularmente bom no que faz e poderá se surpreender com a prontidão do seu chefe em fazer mudanças para acomodá-lo. E — lembre-se — tais mudanças vão beneficiar seu chefe e sua empresa também, então isso é uma dupla motivação para ele atender às suas solicitações.

DESAFIO 3: TENHO FILHOS PEQUENOS OU UMA SITUAÇÃO FAMILIAR DIFÍCIL

O desafio final que as pessoas enfrentam acontece quando sua vida doméstica não é tão estável ou previsível quanto gostariam que fosse. E se você tiver filhos pequenos ou um recém-nascido, por exemplo? Ou estiver cuidando de pais idosos ou lidando com problemas crônicos de saúde em sua família que exigem seu cuidado e atenção? Nesses casos, este conselho é apenas uma viagem na maionese? Essas são situações realmente pesadas de se resolver.

É importante que você ajuste suas expectativas sobre o que pode realizar na sua fase da vida. Embora existam alguns autores, *podcasters* e palestrantes de sucesso que têm filhos pequenos em casa (conhecemos alguns no primeiro capítulo) ou enfrentam situações desafiadoras na vida, pode não ser realista ou sensato estabelecer metas enormes para si mesmo se o seu o tempo livre é regularmente comprometido. Tudo bem. Ter uma ótima vida familiar e um casamento sólido é um excelente objetivo. O conselho deste livro não é apenas para pessoas que desejam lançar algo grandioso; é para aquelas que querem fazer algo relevante e intencional com suas vidas, *independentemente do que isso signifique para elas*. Sair da Espiral do Estresse e viver uma vida plena e saudável enquanto cuida dos outros é uma meta maravilhosa. Você não precisa inventar formas de energia sustentável em seu tempo livre.

Uma pessoa me disse que, devido às necessidades especiais de sua filha, ela sentiu que toda a sua vida era uma Zona Amarela. Eu simpatizei com isso. As circunstâncias e até mesmo a própria saúde podem diminuir sua Zona Verde e expandir outras zonas por um determinado período ou de maneira crônica. A vida chega até nós em fases e muitas vezes traz desafios que nunca pedimos. Mas espero que os princípios deste livro possam ser ajustados para ajudá-lo a tirar o melhor proveito das situações com as quais você estiver lidando.

Coloquei esses princípios em prática quando meus dois filhos eram adolescentes, e isso transformou aqueles anos para mim. Na época do meu burnout, meu filho Jordan (o músico) — que estava na nona série — me perguntou: "Pai, por que você não pode ser como os pais normais?" Que ótima pergunta para se ouvir de seu filho.

Eu perguntei o que ele queria dizer com "pais normais".

"Pais normais são presentes, sabe. Não estão trabalhando o tempo todo. Só ficam de boa. Eles têm tempo."

Essa é uma boa motivação para mudar seus hábitos. Então, cancelei todas as minhas reuniões noturnas do mês seguinte e decidi estar presente.

No dia seguinte, quando terminamos de jantar, perguntei a Jordan: "Ei, filho, o que você quer fazer agora à noite? Estou aqui!"

"Ah... nada, pai. Vou sair com meus amigos."

Adolescentes.

Você sabe o que aprendi naquele momento? Estar presente não é garantia de que algo realmente significativo em termos de relacionamento acontecerá, mas *não* estar presente é uma garantia absoluta de que nada de relevante em termos de relacionamento acontecerá.

Durante o resto dos anos de ensino médio dele, estive muito mais presente enquanto colocava esses princípios em prática. Fiz o mesmo com meu filho mais novo.

Adiei algumas das minhas esperanças e sonhos profissionais porque minhas esperanças e sonhos mais profundos estavam em casa com minha família. Só comecei a viajar para palestrar com 40 anos de idade. Só publiquei meu primeiro livro aos 44 anos, e meus filhos estavam no ensino médio. Lancei meu podcast com 49 anos e só comecei a viajar tanto quanto agora quando nosso ninho ficou vazio e eu e minha esposa pudemos sair juntos sem deixar nenhuma criança para trás.

Eu juro, se você permanecer relativamente saudável, há muita vida pela frente depois que as crianças saírem de casa. Se a sua situação é de crianças ou adolescentes que precisam de seu amor e atenção, ajuste suas expectativas para o longo prazo. Sempre vale a pena.

QUANDO TODO O RESTO FALHAR, CONCENTRE-SE NISSO

Espero que esses ajustes e qualificações sejam úteis. Todos concordamos que a vida seria maravilhosa se fosse 100% Zona Verde. Por mais incrível que isso pareça, nem mesmo fazer jejum intermitente e beber água de coco resolverá isso. Não, estamos vivendo o mundo real em que Zonas Amarelas e Zonas Vermelhas acontecem diariamente, chefes fazem exigências irracionais, noites de sono são perdidas porque as crianças tiveram um pesadelo, preocupações com a saúde existem, temos o desejo de cuidar dos outros e tantos desafios diversos que tornam a vida o que ela é.

Eu luto com meus limites e as restrições que a vida coloca em meu caminho. Também saio da linha. É fácil ficar reclamando e culpando tudo e todos pelo que acontece, e às vezes ainda faço isso. Mas em meus momentos mais sóbrios, voltarei a este princípio: concentre-se no que você pode controlar, não no que não pode.

Há tanto sob nosso controle — desde a hora de dormir, até nossa postura, o que comemos e bebemos, a sequência com a qual lidamos com nosso trabalho, o que deixamos passar e o que abraçamos. Você tem mais controle do que pensa. Eu também. A mentalidade é importante. Dizem que Henry Ford teria dito: "Quer você acredite ou não que consegue fazer uma coisa, você está certo."

>>> **Concentre-se no que você pode controlar, não no que não pode.**

COISAS QUE VOCÊ AMA
E COISAS QUE NÃO AMA

Agora que você tem controle sobre suas Zonas Verde, Vermelha e Amarela, dedique um tempo ao exercício a seguir. Revise o que aprendeu neste capítulo e nos Capítulos 4 e 5 e categorize as tarefas que você precisa realizar de acordo com a energia ou o esgotamento que elas trazem. Em seguida, use a tabela na próxima página para separar as coisas que gosta de fazer (e aquelas para que tem talento) das coisas que você, bem, não ama... e tudo mais. Observe que os critérios da lista levam em consideração tanto seus sentimentos em relação à atividade quanto a importância dela para você. Considerar ambos o ajudará a usar seu tempo de forma mais estratégica.

Com isso em mente, use a coluna da Zona Verde para coisas que o energizam, a da Zona Vermelha para as que o esgotam e a da Zona Amarela para tudo o que estiver esses dois extremos. Incluí minhas principais tarefas e prioridades em um gráfico de amostra como exemplo.

Você verá que fazer exercícios e lidar com e-mails estão na minha zona vermelha, mas isso não significa que não importam. Não são eles que agregam o maior valor ao meu trabalho, e posso cuidar deles facilmente quando não estou no meu melhor.

Não precisa fazer tudo perfeito. Dê o seu melhor. Você pode consultar esta lista mais tarde, reservando tempo para algumas dessas prioridades centrais em sua agenda.

Depois de concluir este exercício, voltaremos nossa atenção para algo que ameaça sabotar até mesmo os dias dos líderes com as maiores intenções: as prioridades sequestradas.

PRIORIDADES DE ZONA IDEAIS

VERDE	AMARELA	VERMELHA
ESTIMULANTE E MUITO IMPORTANTE	MODERADAMENTE ESTIMULANTE E MODERADAMENTE IMPORTANTE	ESGOTADORA E POUCO IMPORTANTE
Escrita	Projetos de Curto Prazo	E-mail
Estratégia	Gerenciamento de Agenda	Reuniões de Rotina
Preparação de Palestras	Podcast Entrevistas	Relatórios de Despesas
	Reuniões Individuais e com a Equipe	Exercícios

× × ×

**Faça o download da planilha
"Prioridades da Zona Ideal"
em www.AtYourBestToday.com**

UM RESUMO DO CAPÍTULO 6

- Faça suas tarefas de importância moderada em sua Zona Amarela, seu período de energia moderada.
- Faça suas tarefas menos importantes em sua Zona Vermelha, seu período de menor energia.
- O maior erro que você pode cometer na Zona Vermelha é deixar decisões importantes ou tarefas críticas para fazer nesse período.
- Se você não tiver controle total sobre sua agenda, concentre-se no que *pode* controlar, não no que *não pode*. E há uma quantidade surpreendente que você pode controlar.
- Você e seu tempo são muito menos controlados por outras pessoas do que parece.
- Seja espetacularmente bom no que faz e você poderá se surpreender com a prontidão de seu chefe em fazer mudanças para acomodá-lo.
- Estar presente não é garantia de que algo significativo em termos de relacionamento acontecerá, mas *não* estar presente é uma garantia absoluta de que nada significativo em termos de relacionamento acontecerá.
- "Quer você acredite ou não que consegue fazer uma coisa ou não, você está certo."

× × ×

PARTE 4

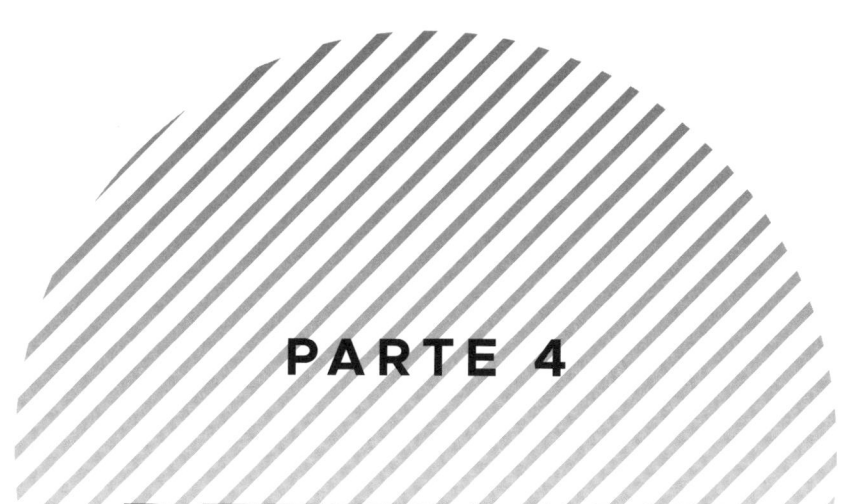

DETERMINE SUAS PRIORIDADES

CAPÍTULO 7

SEQUESTRADAS

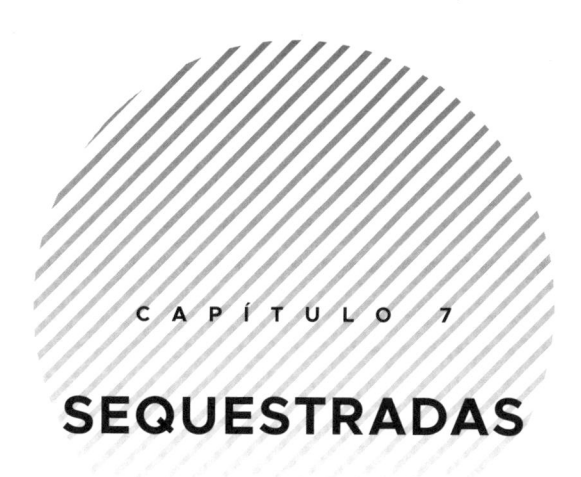

Por que é Tão Fácil Sempre Ficar para Trás

Escolhas difíceis, vida fácil. Escolhas fáceis, vida difícil.
— *Jerzy Gregorek*

Já teve um daqueles dias em que você fica animado porque não há nada programado? Sem reuniões. Sem chamadas de vídeo. Nada além de espaço em branco.

Também adoro esses dias sem compromissos.

É emocionante. Você pode *finalmente* trabalhar por três horas seguidas sem distrações em seu projeto de pesquisa. Ou ler um livro que estava querendo terminar há tempos. Ou entrar de cara nos números para produzir o tipo de análise de que sabe que é capaz. Dá tempo de pensar. Respirar. Imaginar. Sonhar.

E já chegou ao fim de um desses dias e acabou descobrindo que o dia inteiro passou voando? Você nem sabe direito o que aconteceu. Só sabe que seu dia ideal de hiperprodutividade foi por água abaixo. Você não fez nada do que pensou que faria. A única coisa que conseguiu foi ficar ainda mais para trás.

A ANATOMIA DE UM DIA RUIM

Vamos detalhar por que isso acontece e por que continua acontecendo. Para isso, vamos desconstruir um dos dias ruins que tive como líder e escritor.

Comecei cedo porque queria ter umas boas horas de escrita antes de a maioria das pessoas levantar da cama. Fui para o meu escritório antes do nascer do sol e, em primeiro lugar na minha lista de afazeres, havia um novo artigo para o meu site, o que me levou a entrar na internet. Nisso, abri algumas abas que não tinham nada a ver com o que estava trabalhando, o que me levou ao YouTube, no qual assisti a uma análise sobre um notebook que queria comprar para (ironicamente) me tornar mais produtivo. Ao olhar para as abas do navegador, notei alguns e-mails não lidos. Acontece que perdi uma pequena emergência que começou ontem à noite em um projeto, então tentei resolver tudo por e-mail e depois me reorientar.

De volta ao meu artigo. Ao examinar as poucas palavras que escrevi, lembrei que não tinha terminado minha pesquisa, então procurei algumas estatísticas no Google. Enquanto digitava os insights na postagem, dois amigos me mandaram uma mensagem. Eu tinha que responder ao Frank. Sempre respondo.

Isso me lembrou de que eu ainda não tinha postado nada nas minhas redes sociais...

Enquanto navegava pelas redes, as pessoas começaram a chegar ao escritório. O que, claro, não é problema algum. Eu havia reservado mais duas horas para escrever, mas eles não estavam cientes disso. Portanto, adicionei um pouco de bate-papo a essa mistura.

Sarah bateu à minha porta depois das 9 horas e perguntou se eu podia conversar cinco minutinhos. Eu disse que sim, embora não tivesse tanta certeza disso. E claro, cinco minutinhos ultrapassaram cinco minutos.

Vinte e três minutos depois, voltei ao meu foco, escrevi um pouco, verifiquei o e-mail (de novo) e respondi a mais três mensagens de texto. Mais algumas pessoas pediram meu tempo e opinião, e fui convidado para uma reunião improvisada no início da tarde. Então percebi que estava com fome. Já era hora do almoço.

A reunião após o almoço começou pontualmente. Eu tinha estimado que duraria uma hora, mas atrasou um pouco. Depois, Justin me perguntou se eu poderia dar uma olhada em um projeto em que ele estava trabalhando. Uma hora de reunião se transformou em mais de duas horas.

Eu estava cansado, então saí por alguns minutos para beber um café e caminhar um pouco. Fui interceptado por mais algumas pessoas a caminho do meu escritório. Ao me sentar à mesa, vi que dezessete novos e-mails tinham chegado. Mergulhei em minha caixa de entrada, e Sarah voltou com uma atualização.

Vasculhei os e-mails e mensagens de texto recentes, fiz uma ligação e voltei ao meu blog original, percebendo que já eram 16h17.

Soa familiar?

Bem-vindo ao padrão de quase todos os dias de trabalho.

COMO SUAS PRIORIDADES SÃO SEQUESTRADAS

O que aconteceu naquele dia foi que minhas prioridades foram sequestradas. Assim como as suas. E como vivemos no mundo real, mesmo quando você adota e domina o Ciclo da Prosperidade, a raça e a natureza humanas e a própria gravidade conspiram contra você todos os dias para roubar sua produtividade.

É fácil culpar tudo e todos pela minha falta de produtividade. Mas hoje em dia, procuro me lembrar de que todos que ligam, mandam mensagens, batem à minha porta e me pedem favores estão apenas fazendo o que todo ser humano faz: *tentando transferir suas prioridades para a minha agenda.*

A vida é assim. Ninguém jamais pedirá que você cumpra suas prioridades individuais. Só pedirão que cumpra as responsabilidades alheias.

Pense nisso. Cada mensagem de texto, cada e-mail, cada telefonema aleatório, cada batida em sua porta, cada convite de reunião, cada solicitação que você recebe coloca as prioridades de outras pessoas em sua agenda. Seu amigo está precisando de conselhos, seu colega de trabalho tem uma dúvida, seu vizinho precisa de ajuda para subir com uma mesa pela escada, e seu filho pequeno começa a fazer pirraça. Nada disso está na sua lista de tarefas. É possível utilizar 100% de um dia de trabalho ou de folga para ajudar outras pessoas a realizar as prioridades delas enquanto as suas são esquecidas.

>>>> *Ninguém jamais pedirá que você cumpra suas prioridades individuais. Só pedirão que cumpra as responsabilidades alheias.*

Antes de ficar bravo com Deus e o mundo por causa disso, perceba que *você faz a mesmíssima coisa*. Na maioria das vezes, ao interagir com outras pessoas, você está tentando sequestrar as prioridades alheias para poder cumprir as suas. E o fenômeno oposto nunca acontece. Quando foi a última vez que alguém lhe mandou uma mensagem de texto ou e-mail perguntando se você tinha tempo suficiente para realizar suas prioridades naquele dia? Ou cancelou uma reunião só para você respirar um pouco? Correto — *nunca*. Ou pelo menos raramente. Você também não costuma fazer isso pelos outros.

O que complicou ainda mais as coisas em relação a, digamos, 2007 (quando o iPhone foi lançado), é que agora todos carregam um dispositivo no bolso que os torna acessíveis para todo mundo 24 horas por dia, 7 dias por semana. Recentemente, quando me sentia particularmente sobrecarregado com o número incessante de solicitações que recebia, parei para contar algo que nunca havia contado antes — minhas caixas de entrada.

Eu tenho onze.

Sim. Eu sei. É ridículo. Porém, também é verdade.

Você pergunta: como assim onze caixas de entrada? Bem, tenho alguns endereços de e-mail (públicos, pessoais), mas alguém decidiu que *cada* plataforma de mídia social também deveria ter sua própria caixa de entrada e me colocou nessa furada. Outra pessoa em alguma grande empresa de tecnologia inventou as *solicitações* de mensagens. Dessa forma, alguém que não está conectado diretamente comigo nas redes sociais pode me enviar uma solicitação pedindo para me enviar uma mensagem — mais um fluxozinho de comunicação divertido com que preciso lidar.

Meu palpite é que você também tenha mais caixas de entrada do que pensa. Conte-as. Elas ajudam a explicar sua paralisia.

Existem tantas maneiras de entrar em contato com você digitalmente — e tantas maneiras de se distrair — que a paz permanece inatingível. Onde quer que você esteja, em todos os momentos do dia, as pessoas têm acesso a você. Mesmo quando está no banheiro, elas lhe enviam mensagens. E mesmo quando está comendo ou tentando dormir, o ataque continua.

O MISTÉRIO QUE NÃO É MISTÉRIO

Ao olhar com cuidado o fenômeno "minha nossa, o que aconteceu com o meu dia?" pelo qual eu e você passamos, constatamos que não se trata de mistério algum. Você simplesmente passou o dia reagindo a tudo o que apareceu em seu caminho.

É exatamente assim que suas prioridades são sequestradas. É assim que você trabalha o dia todo e não realiza nada — ou pelo menos nada do que planejou realizar. É por isso que as coisas mais importantes de que você está encarregado são as mesmas que não são feitas. É também por isso que está tão exausto e sobrecarregado. Ficar frustrado dia após dia porque nada que *você* deseja fazer é feito não é lá uma ótima maneira de viver, especialmente quando tem coisas importantes para fazer.

Você pode fazer com que o tempo e a energia cooperem a seu favor, mas, a menos que as prioridades também ajudem, essa mudança não vai passar de um novo ritmo divertido e de uma teoria bacana que permanece teórica.

Para superar o sequestro perpétuo, você precisa de uma estratégia, que é o que exploraremos em detalhes a seguir.

Suas prioridades são sequestradas de três maneiras significativas: por tarefas que você não priorizou estrategicamente, por sua própria tendência de se distrair (e isso eu faço *muito*) e, claro, por causa dos outros. Vamos dedicar um capítulo a cada um desses desafios.

Comecemos priorizando as tarefas certas. Embora tenhamos abordado as tarefas no Capítulo 5 para ajudá-lo a identificar as tarefas básicas mais importantes para que você se concentrasse nelas, vamos detalhá-las ainda mais, permitindo-lhe fazer muito mais em menos tempo.

AS COISAS ERRADAS SEMPRE QUEREM SUA ATENÇÃO

Em um dia típico, as coisas erradas consomem a maior parte de sua atenção. Stephen Covey ajudou muito ao apontar a distinção entre coisas urgentes e importantes.[1] Vale a pena revisitarmos suas categorias aqui.

Covey apontou que algumas coisas não são nem urgentes nem importantes. Um buraco de minhoca de vídeos no YouTube é um bom exemplo. Claro, o primeiro vídeo pode ter sido intencional, mas os dezesseis outros, nem tanto, particularmente o vídeo muito divertido com esquiadores que acabaram engessados. Redes sociais, jogos, bate-papo no escritório, mensagens de texto e telefonemas aleatórios tornam a vida interessante, mas não o ajudam a atingir seus objetivos. Quando você audita sua vida, é incrível perceber quanto tempo produtivo se gasta em coisas que não são nem importantes nem urgentes.

Continuando com as categorias de Covey, algumas coisas são urgentes, mas não importantes: uma batida aleatória à sua porta, aquele amigo do colégio que mandou uma mensagem para jogar conversa fora, mas ainda quer uma resposta, ou a reunião que está marcada, mas não tem grande importância. Realmente não dá para pular essas coisas, porém... Essa categoria inclui tudo o que parece urgente, mas que, no fim das contas, não importa muito.

Em seguida, disse Covey, estão as coisas que são realmente urgentes *e* importantes — como apagar um incêndio na cozinha, por exemplo, ou se preparar para uma audiência no tribunal amanhã, atender a uma ligação de seu chefe ou cumprir o prazo do balanço anual da empresa.

Finalmente, ele apontou que existem coisas que são importantes, mas não urgentes. Essa é a categoria que gera a maior parte de sua frustração e arrependimento. Prioridades importantes, mas não urgentes, incluem exercícios, estabelecimento de metas, desenvolvimento de seu dom, planejamento financeiro, leitura de livros, desenvolvimento espiritual, saúde emocional (entre para a terapia!), brincadeiras com seus filhos ou até mesmo um jantar com seu cônjuge. É fácil demais deixar uma dessas coisas, ou mesmo todas, passarem.

O que complica ainda mais é que o preço de pular coisas importantes, mas não urgentes, nunca é pago imediatamente. O custo é sempre de longo prazo. Pior, quanto mais você as ignora, mais o preço cresce. Pague agora. Ou você pagará muito mais tarde.

Então, vamos ser extremamente honestos por um momento. Se você *realmente* tivesse que auditar seus dias, quanto do seu tempo é gasto com coisas nem urgentes nem importantes?

Prevejo um silêncio constrangedor.

Aham. Tempo. Para. Caramba.

Você fez todas as coisas que *não estavam* na sua lista. Seu valor real — seu melhor trabalho, sua maior contribuição — foi esmagado, ignorado, adiado ou espremido. Quase tudo que foi deixado de lado é importante, mas não urgente.

As coisas erradas sempre vão querer sua atenção. Você precisa se concentrar nas certas. A questão, claro, é: como fazer isso? Embora os próximos capítulos sejam dedicados a ajudá-lo a determinar suas prioridades, três coisas podem ajudá-lo a progredir de verdade. Pense nelas como metamudanças que reorientarão seu pensamento sobre as suas prioridades. Nos próximos dois capítulos, trabalharemos com algumas estratégias e táticas específicas que o ajudarão a otimizar cada uma de suas três zonas e perceber o que é mais importante para você. A primeira grande mudança que o ajudará a progredir é refinar ainda mais seu foco.

RESTRINJA SEU FOCO

Quando tudo parece importante ou se apresenta como importante, como saber o que realmente importa?

Como você deve saber, anos atrás, o engenheiro, sociólogo, economista, cientista político e filósofo italiano Vilfredo Pareto observou que 80% dos efeitos vêm de 20% das causas. Pareto detectou essa tendência na propriedade da terra, observando que, na Itália do século XIX, 80% da terra pertencia a 20% da população. Esse princípio foi rapidamente observado por outros em muitos campos, desde a economia (80% do lucro é produzido por 20% dos produtos) até o exercício (80% dos ganhos de desempenho são produzidos por 20% dos exercícios).

Aplicado ao uso do tempo, o princípio sugere que a maioria das pessoas gasta 80% de seu tempo com coisas que produzem 20% de seus resultados, o que todos concordamos ser provavelmente uma má ideia. Se você realmente deseja ver picos exponenciais de produtividade e resultados, vire o jogo. Aumente o tempo que você gasta em atividades de alto rendimento. A meta, então, passa a ser gastar 80% do seu tempo nos 20% das atividades e tarefas que produzem 80% dos seus resultados.

Como fundador de uma empresa de liderança, percebi que nossa equipe e os líderes que servimos têm mais sucesso quando me concentro em cinco coisas:

- apresentar uma visão cristalina do futuro;
- criar e entregar um ótimo conteúdo;
- elaborar uma cultura organizacional saudável;
- manter nossa equipe e clientes alinhados e conectados relacionalmente;
- garantir que tenhamos os recursos financeiros necessários para nossa missão.

Como qualquer líder sabe, existem cerca de 86 outras coisas com as quais eu poderia gastar meu tempo, mas essas cinco produzem os melhores resultados. Isso se tornou um filtro que uso para selecionar todas as solicitações que surgem em meu caminho. Se elas não estiverem diretamente relacionadas a uma dessas cinco coisas, geralmente não integram a minha agenda. Quando eu liderava uma igreja em tempo integral, a única diferença era que o conteúdo que eu criava era centrado em sermões semanais. E o resto? É praticamente a mesma coisa: apresentar uma visão clara do futuro, ter uma cultura saudável, uma equipe alinhada e conectada e saúde financeira.

Em sua vida pessoal, também é possível encontrar algumas coisas que impactam mais do que qualquer outra. Antes de meus filhos irem para a faculdade, jantar em casa, participar de seus eventos e atividades, ter a um encontro semanal com minha esposa e passar as noites em casa e "por aí" traziam os melhores resultados para o meu lar. Agora que estou em um ninho vazio, priorizo fazer, pelo menos, uma refeição à mesa e conversar bastante todos os dias com minha esposa, viajar junto com ela, ter encontros semanais e fazer atividades que amamos juntos (passeio de barco, caminhada, ciclismo, passar tempo com amigos), bem como ver nossos filhos adultos e nossos familiares regularmente. Pessoalmente, dormir uma noite inteira (eu durmo de sete a oito horas todas as noites), fazer exercícios com frequência e começar meu dia antes do nascer do sol com uma hora de oração, leitura das Escrituras e reflexão fazem a maior diferença.

Se você aparecesse aqui e me acompanhasse por uma semana, o que descrevi nos parágrafos anteriores é basicamente como gasto 80% do meu tempo profissional e pessoal atualmente. Não é nada chique ou chamativo, mas, meu Deus, como é gratificante.

Observe que, na maioria das vezes, essas prioridades são importantes, mas não urgentes. Eu poderia pular quase todas elas, e poucas pessoas reclamariam. Mas essas são as coisas que dão significado, propósito e sustentabilidade à minha vida e liderança. A carência delas explica por que você fica tão frustrado dia após dia e por que pode sentir que não está realizando coisas significativas o suficiente em sua vida. Esperanças e sonhos são adiados dia após dia, o que, como você sabe, em algum momento se torna ano após ano. Tudo porque coisas urgentes, mas que acabam não tendo importância, consumiram seu melhor tempo e energia.

Então, quero perguntar o seguinte: quais 20% das coisas que você faz que produzem 80% dos resultados? Essa é uma pergunta de importância crítica, porque o ajudará a refinar ainda mais a administração do seu tempo na Zona Verde. Quando você gasta 80% (ou 100%) de sua Zona Verde nas coisas que produzem 80% de seus resultados, sua capacidade de realizar coisas significativas ecoa em sua vida e em sua liderança.

DOMINE A ARTE DE DIZER NÃO SEM RODEIOS

A estratégia que cobrimos até agora — e muito do que virá adiante — o obrigará a dizer a única coisa que a maioria de nós realmente não gosta de dizer: "não". Muitas pessoas que conheço gostam de agradar os outros, e essa é a minha tendência também. Sem uma estratégia para dizer "não", o padrão é o "sim", e sua vida se esvai, cumprindo as prioridades de outras pessoas em vez das suas.

Anúncio de utilidade pública: a arte de dizer "não" *não* é fácil. Aprendi como uma questão de disciplina, mas meu coração ainda se inclina para o "sim". Se me parar no corredor de um evento em que vou palestrar e me chamar para tomar um café, a menos que você não tome banho há cinco dias ou me diga que odeia o meu trabalho, com certeza vou querer sair para tomar café com você. (E mesmo se você me dissesse que odeia o meu trabalho, eu ficaria curioso para descobrir o motivo... então, partiu. Talvez eu que esteja fazendo algo errado.)

> **Sem uma estratégia para dizer "não", o padrão é o "sim", e sua vida se esvai, cumprindo as prioridades de outras pessoas em vez das suas.**

Você sabe que dizer "não" para coisas boas lhe permite dizer "sim" para as ótimas, mas acaba cedendo de novo e aceita uma reunião estúpida, o que faz com que chegue tarde demais ao jogo de futebol de seu filho.

Como Steve Jobs observou: "As pessoas acham que ter foco significa dizer *sim* para seu objeto de concentração. Mas não é isso. Foco significa dizer *não* às centenas de outras boas ideias que existem. Você tem que escolher com cuidado. Na verdade, estou tão orgulhoso das coisas que não fizemos quanto das coisas que fiz. Inovar é dizer *não* para mil coisas."[2]

Por que temos tanto medo de dizer "não"? Você provavelmente tem medo de desapontar as pessoas, parecer um idiota, ou ambos. Portanto, deixe-me apresentar em algumas páginas algo que levei anos para desenvolver e aperfeiçoar: uma estratégia clara e simples de como dizer "não" (de um jeito legal).

1. *Diga que você adoraria*. Isso provavelmente é verdade. Em um mundo perfeito, você adoraria se encontrar com elas. E esse é um começo ótimo e sincero. Então comece... mas não pare por aí. Continue avançando nas próximas etapas.

2. *Expresse empatia.* A empatia neutraliza a tensão. Indique que você entende a intenção, que está do lado delas e quer ser útil, mesmo que não possa se encontrar com elas.
3. *Seja firme.* Mesmo ao se expressar com gentileza, certifique-se de que sua resposta seja direta. Indique que, por mais que gostaria, você não vai.

Dizer "não" funciona assim:

- "Para honrar meus outros compromissos, vou recusar."
- "Por mais que adoraria, infelizmente não poderei ir."
- "Eu sinto muito. Para mim não dá."
- "Não estou disponível."
- "Obrigado, mas vou dispensar."

O que une todas essas variações é que elas são claras. Não há falsas esperanças. É apenas um "não". Não é necessário fornecer um motivo, mas dizer algo como "para honrar meus compromissos atuais" ou "porque tenho que me concentrar no próximo projeto" ou "num futuro próximo, simplesmente não vejo possibilidade de fazer isso" pode ajudar.

Nenhum de nós pode fazer tudo. Lembre-se de que não pode priorizar as pessoas que são mais importantes para você se disser "sim" a todas as outras.

4. *Redirecione.* Talvez você não possa ajudá-los, mas outra pessoa pode. Se houver alguém mais adequado para ajudá-los ou outra organização (ou mesmo um concorrente) que seria melhor, recomende. Mudar o foco de você para aquele de quem eles realmente precisam ou aquilo que realmente desejam vai atendê-los tão bem ou melhor.
5. *Agradeça.* Mesmo que você negue os pedidos, honre o relacionamento. Indique o quanto está lisonjeado simplesmente por o terem procurado e agradeça.

Veja exemplos a seguir (escrito ou dito com um sorriso no rosto):

- "Mas muito obrigado por perguntar. Admiro muito você e tudo o que você está fazendo."

- "Foi muito gentil da sua parte me convidar. Obrigado e lamento que não tenha dado certo."
- "Agradeço o convite. Só tenho gratidão por você e tudo o que você está fazendo. Obrigado."

Recentemente vivenciei um grande exemplo de um "não" firme e tranquilo quando pedi a um amigo que lidera uma organização grande e influente para palestrar em um evento que eu estava planejando. Mandei uma mensagem e, no final do dia, ele me ligou. Depois de fazer algumas perguntas, ele disse: "Dessa vez, vou passar, mas agradeço o convite." Ele explicou o porquê e depois afirmou que gostaria de fazer algo no futuro. Conversamos por mais 45 minutos sobre o futuro, liderança e objetivos comuns. Quando finalmente desliguei, por mais que quisesse um "sim", o "não" foi indolor. Eu o respeitei ainda mais por isso. E isso me lembrou, mais uma vez, de que a escassez cria valor.

Percebe? Você não precisa ser um idiota. Podem continuar amigos.

Quando você estiver tentado a ceder, lembre-se de que, como o tempo é uma mercadoria limitada, dizer "sim" a algo bom agora o levará a dizer "não" a algo ótimo mais tarde.

Se ainda se sentir um pouco desconfortável em dizer "não", você não está sozinho. Tenho um download gratuito para você com vários scripts de texto, e-mail e conversas que pode usar para dizer "não" (gentilmente) às pessoas. Pense nisso como um roteiro gratuito com dicas de "Como dizer 'não' (de um jeito legal)".

× × ×

**Faça o download do roteiro com dicas de
"Como dizer não (de um jeito legal)"
em www.AtYourBestToday.com**
[Conteúdo em inglês]

TOMANDO DECISÕES CATEGÓRICAS

Se dominar a arte de dizer "não" parece atraente, espere até dominar a tomada de decisão categórica. Essa elimina dezenas ou centenas de outras decisões.

Estranhamente (e tragicamente), a introdução mais rápida à tomada de decisão categórica para todos nós aconteceu em março de 2020, quando o mundo se fechou por causa da pandemia de coronavírus.

As pessoas vão se lembrar por décadas do que estavam fazendo quando o mundo parou, e nossos mundos individuais se fecharam. Muito do que conhecíamos como uma vida normal desapareceu da noite para o dia. Rememorando sua vida, você verá gamas inteiras de eventos, ritmos e rituais que cessaram quase que de forma instantânea. Opções de todo o tipo desapareceram de repente.

Durante muitos anos, antes da Covid-19, eu e minha equipe debatemos sobre a quantidade ideal de palestras que eu deveria fazer fora da cidade. O consenso foi que eu provavelmente estava viajando demais e precisava reduzir o ritmo. Mas as oportunidades eram muitas e atraentes. Nós havíamos eliminado categoricamente alguns tipos de palestras (assuntos sobre os quais eu já não falava, tipos de público com os quais eu já não costumava falar), mas isso ainda nos deixava em dúvida quanto à quantidade que eu deveria aceitar fazer. Na semana em que o mundo se fechou, eu tinha programado uma fala no SXSW em Austin, Texas, seguida quase imediatamente por uma turnê de palestras em cinco cidades da Austrália. Voos, hotéis e passeios foram reservados. À medida que o vírus se espalhava pelos Estados Unidos e pelo mundo, eu fazia ligações e mandava e-mails diariamente, tentando descobrir o que fazer. Em questão de horas, minhas dúvidas quanto à viagem desapareceram quando o SXSW cancelou seu evento de 2020, governos de todo o mundo fecharam suas fronteiras, e o mundo que conhecíamos estacou.

Para mim, não foram apenas duas viagens de palestras canceladas. Um ano inteiro de eventos desapareceu ou mudou para virtual. Que baita tomada de decisão categórica. Para uma pessoa que estava acostumada a pegar voos e transitar em fusos horários várias vezes por semana, falar pessoalmente subitamente ficou fora de questão por um período indeterminado. A decisão foi tomada. Toda uma gama de atividades em minha vida se fechou instantaneamente.

Quando você pensa na quantidade de coisas que desapareceram de sua vida da noite para o dia — trabalhar em um escritório, ir ao trabalho, à escola, a festas, a lojas, à igreja, fazer esportes, frequentar casamentos e outras reuniões, sair de férias, visitar os amigos — você se lembra de que, apesar de querer muito retomar todas ou a maioria dessas coisas de volta na sua vida, tinha o poder de redefinir radicalmente o que faz e não faz. Esse momento me mostrou novamente o que pode acontecer quando simplesmente paramos de fazer toda uma gama de coisas.

Esse é o poder da tomada de decisão categórica. Embora a Covid-19 tenha sido involuntária e cruel, remover uma enxurrada de compromissos da sua agenda e da sua vida para libertar suas prioridades também é uma prática voluntária maravilhosa.

A resposta típica ao se sentir sobrecarregado é tentar cortar algo — *qualquer coisa* — temporariamente de sua agenda.

Seu primeiro impulso (que também é o meu) é tentar resolver o problema com soluções ad hoc e temporárias como estas:

- "Quero a tarde livre."
- "Cancele todas as minhas reuniões na próxima semana."
- "Diga a Trevor que em julho eu não posso. Em setembro, talvez dê."
- "Vamos mudar nossos planos para o próximo fim de semana."
- "Posso tirar uma semana de folga no final do mês?"

Embora isso proporcione um pouco de alívio, o desafio desse tipo de abordagem é que ele fornece uma solução temporária e isolada para um problema mais sistêmico. O sistema que você construiu na hora já não funciona mais, e o alívio temporário só vai adiar o problema.

A tomada de decisão categórica elimina grupos de pessoas ou coisas da sua agenda e da sua vida. Eis alguns exemplos práticos de decisões categóricas que você pode tomar:

- Elimine determinados tipos de reuniões. Por exemplo, pare de fazer reuniões de café da manhã, de almoço, de mais de uma hora, de noite ou de fim de semana.
- À medida que a empresa crescer, mude os níveis das reuniões individuais que você faz pessoalmente. Talvez em vez de se reunir com todos os funcionários, se encontre apenas com os gerentes, a equipe de liderança ou o conselho executivo.
- Não permita mais que as pessoas o abordem "sem motivo" ou simplesmente "para pegar algumas ideias". Ou limite esses encontros a um por mês, dizendo, por exemplo "em março já está tudo lotado, mas tenho espaço na minha agenda em abril".
- Escolha de uma a três instituições de caridade para apoiar generosamente, o que vai automatizar você dizer "não" a todos os outros pedidos. "Obrigado por perguntar. Já temos nossos compromissos de doação selecionados para este ano."
- Em nível pessoal, decida quais tipos de convite vai aceitar e quais, não. Uma amiga nossa, no início de seu casamento e da maternidade, decidiu não aceitar comparecer a "festas" de marketing multinível que ameaçavam o orçamento para divulgar coisas como óleos essenciais, maquiagem ou utensílios de cozinha. Ela apenas disse a seus amigos: "Não vou a festas assim, mas ficarei feliz em sair para tomar um cafezinho quando você estiver livre."
- Crie diretrizes sobre a composição do seu público. Por exemplo, nos primeiros dias, eu palestrava em quase todos os eventos para que me convidavam. Atualmente, falo apenas para líderes, não para o público em geral. Qual a razão disso? É que palestrar para um grupo de quinhentos líderes (ou, em alguns casos, até cinquenta ou cinco) pode ter um impacto muito mais duradouro do que para um grande público de pessoas reunidas aleatoriamente.

Isso automatiza sua tomada de decisão não apenas para você, mas também para sua equipe ou família. Você já pré-selecionou o que vai e o que não vai fazer.

Decidir com antecedência o que você não fará o liberará para fazer o que deseja fazer nesse momento. Fica muito mais fácil eliminar a sobrecarga quando já eliminou toda uma gama de coisas. E você evita a confusão mental — tempo e energia — envolvida no dilema de dizer "sim" ou "não".

A tomada de decisão categórica é uma das maneiras mais fáceis de liberar espaço em sua agenda, e você ainda economiza tempo por não ter que decidir sobre uma dúzia ou uma centena de coisas que já eliminou da lista.

MAS VOCÊ TEM MEDO DE SAIR PERDENDO

O maior medo que você provavelmente encontrará nesta etapa é o medo de sair perdendo. E se perder uma oportunidade incrível? Não há exceções à regra? E se tudo não se encaixar em uma única categoria limpa e organizada?

Se aparecer algo que você acha que deveria aceitar, aceite. Como você já eliminou 99 coisas que não seriam o melhor uso de seu tempo nessa categoria, você pode dizer "sim" para uma ou duas que são exceções à regra. E se tiver feito um delineamento que não está funcionando para você (que só é acertada, digamos, 50% das vezes), repense sua categoria ou modifique-a para que ela o sirva melhor.

Você também não precisa ser elitista. Acredito que uma marca de grande liderança é ajudar as pessoas que provavelmente não podem ajudá-lo em troca. Portanto, reserve um tempo para fazer isso unicamente pelo motivo de ser a coisa certa a se fazer. Organize um evento que não se encaixa no seu perfil habitual sem cobrar nada. Ou você pode deixar um horário vago estrategicamente para se encontrar com funcionários ou clientes iniciantes. A maioria dos grandes CEO's e outros líderes que conheço faz exatamente isso.

A questão é que você pode ser estratégico em suas decisões de ser caridoso com seu tempo e energia. Só não pode ter sua agenda cheia de coisas não prioritárias se quiser conquistar o que tem mais talento para conquistar.

A tomada de decisão categórica economiza energia mental e uma quantidade enorme de tempo, porque você já terá tomado a decisão. Caso encerrado. Siga em frente.

Quando você decide o que não fará, libera tempo e energia para cumprir seu propósito.

Portanto, não tema.

SEU PRÓXIMO SEQUESTRADOR É...

Abordamos muitos tópicos neste capítulo. Essas três mudanças — restringir seu foco, dominar a arte de dizer "não" e tomar decisões categóricas — são a primeira parte da estratégia para impedir o sequestro de suas prioridades.

Mas antes de declarar a liberdade dos reféns, há duas outras áreas nas quais você precisa focar para realmente libertar suas prioridades. O próximo sequestrador é... você.

UM RESUMO DO CAPÍTULO 7

- Todos que ligam, mandam mensagens, batem à sua porta e pedem favores estão apenas fazendo o que todo ser humano faz: tentando transferir suas prioridades para a agenda de outra pessoa.
- Ninguém jamais pedirá que você cumpra suas prioridades individuais. Só pedirão que você cumpra as responsabilidades alheias. Para ser sincero, você faz a mesma coisa.
- A maioria das pessoas passa o dia reagindo a tudo que aparece em seu caminho.
- As coisas erradas sempre querem sua atenção.
- Gaste 80% do seu tempo com as coisas que produzem 80% dos seus resultados.

- Dizer "não" às coisas boas permite dizer "sim" às ótimas. Ironicamente, dizer "sim" a algo bom agora o levará a dizer "não" a algo ótimo mais tarde.
- A tomada de decisão categórica é a arte de tomar uma decisão que elimina dezenas ou centenas de outras.
- Decidir o que não vai fazer libera tempo e energia para as coisas que você vai e quer fazer.

× × ×

CAPÍTULO 8

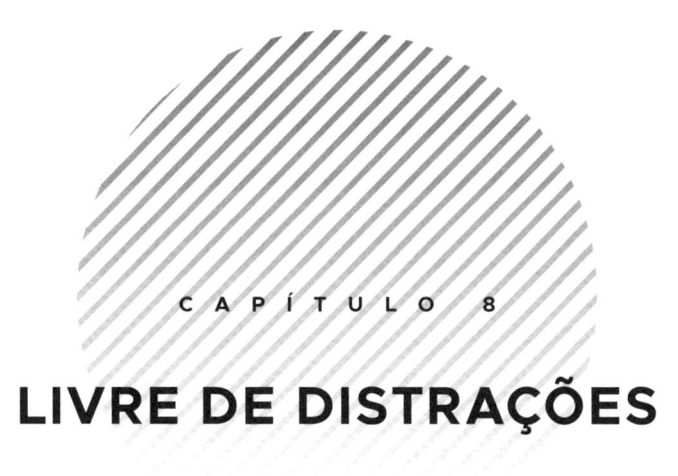

LIVRE DE DISTRAÇÕES

Como Parar de se Interromper

O maior cansaço vem do trabalho não feito.

— *Eric Hoffer*

Com que frequência você acha que toca no telefone em um dia?

Curiosidade: um estudo mostra que as pessoas tocam seus smartphones em média 2.617 vezes por dia. Pegue um minuto para processar isso... São *duas mil e seiscentas e dezessete* vezes por dia.

E essa é a *média* dos usuários.

Aqueles muito ativos tocam em seus telefones 5.427 vezes por dia.[1] Caramba.

Ao escrever, estou oficialmente desviando os olhos envergonhado. Eu sou um usuário muito ativo em recuperação. Não preciso mexer no meu telefone com tanta frequência, mas, por conta própria, preciso fazer isso.

Pense um pouco sobre as implicações de viver com esse nível de distração e interrupção da tecnologia. É impressionante.

Para entender, imagine que as notificações em seu telefone e em vários outros dispositivos, em vez de serem zumbidos, chiados, toques ou vibrações, vieram de um humano que tocou a campainha da sua porta.

Que, toda vez que há uma mensagem ou notificação, há um cara batendo à sua porta.

Então, eis que você está trabalhando muito, fazendo uma pesquisa profunda, e a campainha toca.

Você se levanta da mesa, desce as escadas mancando e abre a porta. O mensageiro humano diz: "O que você quer para o almoço?" Um pouco irritado, você força um sorriso e lhe diz: "Um sanduíche de abacate, ciabatta e peru, por favor."

Você agradece, fecha a porta e sobe de volta as escadas.

A campainha toca novamente.

Você revira os olhos, dá meia-volta, retorna à porta e a abre.

"Quer maionese?"

E assim continua o dia todo.

Se as notificações em seu telefone fossem seres humanos, é exatamente assim que sua vida seria.

É engraçado como nunca aceitaríamos tantas interrupções das pessoas (é por isso que elas entram com medidas protetivas), mas de alguma forma toleramos isso com tecnologia e outras coisas que sequestram nossas prioridades. Quando a tecnologia nos controla, ela pode nos arruinar. É uma empregada maravilhosa, mas uma mestre terrível.

Neste capítulo, exploraremos como combater as distrações que surgem quando você está tentando trabalhar de forma produtiva. Nossos dispositivos são uma coisa, mas se você for como eu, nem precisa de um inimigo para interrompê-lo. Já tem um, que é um você perpetuamente distraído. Eu posso me interromper e sair do caminho sozinho.

>>> **Você não precisa de um inimigo para interrompê-lo. Já tem um, que é um você perpetuamente distraído.**

Como Nir Eyal apontou em *Indistraível*, o oposto de distração não é foco. É *tração*, que vem de uma palavra em latim que significa "puxar", como um trator, cavalo ou caminhão puxa as coisas para a frente.[2] Simplificando, você não tem tração nas metas e prioridades que definiu para si mesmo porque se distrai com frequência.

PRESTE ATENÇÃO

A distração é *cara*. Essa verdade se reflete na expressão que usamos quando tentamos reorientar alguém: "Preste atenção!" Até mesmo o transtorno de *deficit* de atenção (que — embora nunca tenha sido diagnosticado oficialmente — acho que tenho) implica que sua atenção é limitada e facilmente descontrolada.

Para tornar as coisas mais interessantes, vivemos na era da economia da atenção — um conceito desenvolvido pelo psicólogo, economista e ganhador do Prêmio Nobel Herbert A. Simon, para descrever a competição por nossa atenção.[3] Durante todo o dia, empresas e pessoas disputam sua atenção — desde manchetes de notícias sensacionalistas, os algoritmos que as empresas de mídia on-line projetam para mantê-lo engajado por mais tempo e linhas de assunto de e-mail habilmente elaboradas para se destacar até a capa deste livro, que foi uma tentativa aparentemente bem-sucedida de capturar sua atenção. E continuar a capturá-la também é o que estou tentando fazer com estas palavras agora.

Toda vez que você dá atenção a algo ou a alguém, isso lhe *custa*. Bem investida, ela pode lhe render grandes dividendos — de uma família unida a um livro que muda sua vida, a uma ideia inovadora.

No entanto — e esta é a questão — muito da sua atenção e da minha é capturada por coisas que realmente não importam. Atentar a coisas erradas custa caro. Custa-lhe as suas prioridades. Seus objetivos. Sua produtividade. Sua saúde. Pode até lhe custar a sua família. Se você a deixar vagar por muito tempo, ela vai acabar lhe custando seu potencial e seus sonhos.

Pesquisadores descobriram que uma pessoa média leva quase 25 minutos para se reorientar após uma única distração.[4] Uau. Vinte e cinco minutos toda vez que alguém lhe pergunta: "Quer maionese?" Se você já disse "Bem, onde que eu estava?" ou "Qual foi a ideia mesmo?" sabe exatamente do que estou falando. Às vezes você recupera essas ideias. Às vezes não.

Como argumentou Cal Newport, a capacidade de fazer um trabalho focado em nossa cultura distraída é cada vez mais rara e cada vez mais valiosa. O oposto do trabalho focado, disse Newport, é o trabalho superficial que é caracterizado por "tarefas de estilo logístico sem exigência cognitiva, muitas vezes executadas durante a distração".[5] Suas Zonas Amarela e Vermelha são ótimos períodos para isso. E há, inevitavelmente, trabalho superficial em todas as nossas vidas. Mas e a sua Zona Verde? Isso é algo que vale a pena proteger e otimizar.

Então, como você guarda sua atenção? Especialmente quando está na sua Zona Verde, na qual o trabalho focado compensa mais? Otimizar ainda mais sua Zona Verde tem muito a ver com *o quê* você a gasta.

SEU MELHOR AMBIENTE

Já abordamos o que fazer para otimizar sua produtividade e quando fazê-lo. Agora é hora de abordar o onde. Da mesma forma que nem todas as *horas* são criadas iguais e nem todas as *tarefas* são criadas iguais, nem todos os *ambientes* são criados iguais. Alguns dos meus melhores amigos *adoram* trabalhar em cafeterias. Eles adoram o barulho de fundo e o movimento constante de pessoas. Eu simplesmente não consigo produzir nada de qualidade naquele ambiente.

Os ambientes ideais podem variar de acordo com os distintos tipos de personalidade e de pessoas. O teste é que ele só tem que funcionar para você. A melhor coisa que pode fazer para descobrir seu ambiente ideal é tornar-se um estudante de si mesmo. Isso pode exigir algumas tentativas e, para tanto, pode começar com esta pergunta: onde você produz seu melhor trabalho?

Até certo ponto, nós humanos somos como plantas quando se trata de produtividade: precisamos do ecossistema certo para nos ajudar a prosperar. Vários fatores afetam a saúde de uma planta e sua capacidade de florescimento: as condições do solo, a umidade, os níveis de luz e a hidratação. Um cacto floresce em um clima quente e árido, que mataria uma petúnia ou um capim-do-mato do Kentucky. Da mesma forma, um ambiente quente e úmido que uma ave-do-paraíso adora levaria um cacto a apodrecer.

Quais são as suas condições ideais? Você consegue acessá-las sempre que possível durante suas melhores de três a cinco horas diárias?

Meu lugar favorito para trabalhar focado é na minha varanda em casa. Tem alguma ideia de qual seria o seu espaço ideal? Um canto de um quarto de hóspedes ou uma sala de estar que você pode esculpir para si mesmo? Um canto no final de um corredor? Conheço um líder que converteu sua garagem em seu espaço sagrado para focar o trabalho.

Um espaço tranquilo para focar o trabalho. Gerar atividade requer pouca reflexão. Mas refinar significado, discernir propósito, conectar ideias, identificar tendências, resolver problemas ou consertar um sistema que está profundamente arruinado requer uma reflexão cuidadosa. E bastante tempo. Tudo o que o interrompe e o distrai compete com isso. O lugar onde você trabalha importa.

Então, aqui está o meu apelo, independentemente do seu tipo de personalidade: encontre ou crie o ambiente mais despojado que puder para a sua Zona Verde. Ao procurar o espaço físico certo, pense além do design e da privacidade. Lembre-se de considerar coisas como temperatura (está muito quente ou muito frio para focar?), iluminação (muito claro ou muito escuro?) e até ruídos. Não apenas ruído externo, mas pequenas coisas irritantes como o zumbido de uma velha lâmpada fluorescente.

Sinta-se à vontade para tomar medidas radicais e até parecer antissocial — seu foco é muito importante. Mark Twain pode ter vivido em um século mais calmo, mas ele escrevia em uma cabana dos seus terrenos para que pudesse ficar completamente sem distrações por horas a fio. Sua família, segundo a história, usava uma buzina para avisá-lo que as refeições estavam prontas, tão profunda era sua concentração. Avançando para os nossos dias, escritores de J. K. Rowling a Donald Miller ainda se isolam para trabalhar. Com a mudança para o trabalho em casa ocorrendo em nossa cultura, muitas pessoas criaram espaços de trabalho silenciosos em quartos de hóspedes, porões e até *closets*.

Como moro no Canadá, só consigo ficar na minha varanda cerca de cinco a seis meses por ano. Então me retiro para um escritório no meu porão, onde, um andar abaixo do mundo, tenho meus livros, uma mesa de nogueira simples e limpa, algumas paredes com painéis brancos, algumas cadeiras favoritas, uma porta de celeiro que me isola do resto da casa, me dando a chance de mergulhar fundo nos meus pensamentos e no trabalho.

Você pode não ter acesso à cabana de um escritor, mas precisa se concentrar profundamente e por períodos prolongados (pense em horas, não em minutos) para produzir o melhor trabalho de que é capaz, seja ele uma ideia inovadora, uma estratégia revolucionária, um relatório excelente, um código mais bonito, uma nova abordagem para liderar pessoas, um novo conjunto de slides ou um manuscrito finalizado.

E SE VOCÊ NÃO CONSEGUIR O IDEAL?

Obrigado por me esperar apresentar o quadro ideal. E pode acreditar — é mais concebível do que você pensa, mesmo que acabe sendo um canto em um quarto de hóspedes ou em seu jardim.

Mas eu entendo. Vivemos no mundo real. Colegas de trabalho, amigos e familiares têm o hábito de invadir até os espaços de trabalho mais sublimes. Seu vizinho pode começar a cortar a grama no momento em que sua melhor ideia estiver surgindo em você. Os trabalhadores da construção nunca perguntam qual o bom momento para usar a britadeira. Ou você pode ter que ir para o trabalho todos os dias e se sentar em seu cubículo designado.

Então, quer dizer que você simplesmente não pode otimizar sua Zona Verde? Não. As condições ideais são uma *meta*, não uma exigência. Se você está esperando por condições perfeitas para fazer o seu melhor trabalho, vai ficar esperando para sempre.

Por causa da frequência típica de viagens em minha vida, muitas vezes me despeço da varanda e do porão. Tive de aprender a me adaptar a quartos de hotel, lounges, saguões, aeroportos e aviões, onde fones de ouvido com cancelamento de ruído (também conhecidos como fones de ouvido com cancelamento de pessoas) se tornaram meus melhores amigos. A propósito, fones de ouvido são uma ideia fantástica para produtividade, mesmo quando você está trabalhando em seu cubículo ou no saguão de um hotel enquanto espera pelo check-in. Nota: você não precisa ouvir nada. Só de estar com eles, você emite o sinal quase universal: "Cara, não me incomode."

Alguns líderes colocam placas em suas portas ou cones de trânsito em suas mesas para indicar que não estão disponíveis no momento. Colegas saudáveis respeitam limites assim.

Maximizar sua Zona Verde com um ambiente de trabalho ideal requer inovação e flexibilidade constantes. Estou escrevendo isto no verão, e eu e minha esposa estamos de férias trabalhando (uma péssima ideia, pois é, mas prazos existem) em um chalé em um lindo lago a algumas horas ao norte de Toronto. Parece perfeito, certo?

Mas não é. A pousada está movimentada, e a praia tem muitas pessoas (muitas das quais eu conheço), então fui para o meio do lago, onde estou escrevendo sozinho na proa de um barco.

Da mesma forma, viagens, noites sem dormir, crises, visitas de amigos e convidados e outras situações surgirão quase regularmente. Isso se chama vida. Obviamente, até o limite de seu controle, exclua-as de sua Zona Verde. Mas você não é uma máquina. É humano. Não conseguirá otimizar sua Zona Verde todos os dias. Eu não consigo. Não se culpe. Quando você se deparar com surpresas e obstáculos, concentre-se no que *pode* controlar, não no que *não pode*.

O renomado escritor Vladimir Nabokov não deixou que as circunstâncias limitassem sua produção. Seu minúsculo apartamento não tinha espaço para uma escrivaninha, então ele decidiu escrever na banheira.[6]

Se Nabokov pôde escrever romances ao lado de um vaso sanitário, provavelmente poderíamos arrumar um jeito que funcionasse também.

Então, que tipo de ambiente você pode encontrar para cultivar o seu melhor trabalho? Encontre-o. Mantenha-se concentrado o suficiente para produzir o seu melhor trabalho. Passe o máximo possível de tempo na Zona Verde em condições ideais. E quando você não conseguir, simplesmente faça o seu melhor.

Fique sabendo de uma coisa: quando você faz o que faz de melhor quando está no seu melhor e nas melhores condições que pode criar, seu trabalho ganha vida. E você também.

>>> **Quando você faz o que faz de melhor quando está no seu melhor e nas melhores condições que pode criar, seu trabalho ganha vida. E você também.**

DESATIVE TODAS AS NOTIFICAÇÕES

Onde quer que você gaste sua Zona Verde, ainda haverá interrupções. A maioria será digital. Uma das melhores maneiras de proteger sua Zona Verde é desativar todas as notificações em todos os seus dispositivos. As notificações, é claro, são aquelas coisas que fazem seu dispositivo zumbir, chiar, tocar e vibrar com atualizações: notícias de última hora, notificações de texto, de e-mail, atualizações de redes sociais e assim por diante.

Quase tudo no universo digital tentará convencê-lo a manter essas notificações ativadas. Afinal, tudo e todos estão disputando sua atenção.

É assim que muitas empresas ganham dinheiro, e elas são boas nisso. Em vez disso, dê-lhes sua atenção seguindo a *sua* agenda, não a delas. As notificações o levam a fazer o oposto: acessar o conteúdo seguindo a agenda *delas*, não na sua.

A configuração padrão da maioria dos aplicativos e dispositivos é habilitar as notificações. Leva apenas alguns minutos para desativar todas as notificações em seu telefone, tablet e computador. Esses poucos minutos economizarão literalmente dias ou semanas em produtividade a cada ano. Também configurei todos os meus dispositivos para o modo "Não perturbe". Isso significa que praticamente nada passa enquanto estou trabalhando ou quando estou de folga e saindo com amigos e familiares.

Posso imaginar que neste momento você esteja pensando, *mas vou perder todas as minhas mensagens de texto, telefonemas e outros avisos importantes*. E a resposta para isso é: "Correto. Essa é a questão."[7]

Você pode programar algumas pessoas para romper sua barreira "Não perturbe", é isso que faço para familiares, membros próximos da equipe e meus melhores amigos. Mas fazer isso para dez pessoas é diferente de fazê-lo para todo mundo. Se minha esposa ou filhos ligarem, passam pelo crivo. Eles costumam enviar mensagens de texto, então, se ligarem, sei que é algo excepcionalmente urgente.

Embora se desligar do mundo por algumas horas possa criar um pequeno pânico dentro de você, experimente. Comece com um dia e veja o que acontece. Eis o que eu imagino que descobrirá: você não *desativou* totalmente a comunicação. Todas aquelas mensagens e outras coisas que perdeu ainda estão esperando por você quando estiver pronto para acessá-las. Você realmente não perdeu nada. Tudo o que fez foi decidir controlar quando responder.

Ainda preocupado em perder coisas realmente importantes? Se for realmente uma emergência, a polícia ou o corpo de bombeiros baterão à sua porta e avisarão que algo aconteceu. Até lá, aproveite o espaço livre gratuito e a produtividade que vem com o silêncio. A maioria das coisas que se apresentam como urgentes não o são.

VÁ CAMINHAR

Agora que você encontrou suas melhores de três a cinco horas e está no melhor ambiente para trabalho focado — ou pelo menos no melhor local que pode encontrar — e suas notificações estão desativadas para que você possa manter o foco, o que fazer? Você pode pensar que deve percorrer sua lista de tarefas até que não haja mais nada. E há dias que isso realmente pode ser a melhor coisa a fazer.

Mas se você vai *desenvolver* seu dom, não apenas *usá-lo*, e trabalhar *para* o seu negócio e não apenas atuar *nele*, o melhor é fazer o que você nunca faz quando passa o dia todo revisando sua lista — aproveitar o conexão mente-corpo.

É tentador pensar que, uma vez na Zona Verde, você precisa manter os dedos travados no teclado, a caneta presa ao papel ou as pessoas-chave entrando e saindo do escritório até que seu trabalho seja concluído. Às vezes, é exatamente isso que você precisa fazer com sua Zona Verde.

Mas muitas vezes não é, especialmente se for fazer seu melhor trabalho. A qualidade dele é determinada pela qualidade do seu pensamento. E o pensamento de alta qualidade é incompatível com a produção constante.

Regularmente durante sua Zona Verde, reserve um tempo para respirar. Levante-se da cadeira enquanto pondera as ideias. Leia um livro que desafie seu pensamento. Passe por três rascunhos do seu projeto, não apenas dois. Pesquise, reflita, trabalhe com algumas versões, sonhe, consulte e depois resolva. Estude, imagine, repense, aperfeiçoe e desenvolva múltiplas iterações.

E não tenha medo de *realmente* relaxar e bloquear o espaço. Embora eu geralmente me exercite na minha Zona Vermelha, se estou trabalhando em ideias realmente novas ou preciso gerar uma inovação, às vezes incluo atividade física na minha Zona Verde. A neurociência mostra cada vez mais que praticar atividade física (caminhar, correr, andar de bicicleta) permite que a mente subconsciente gere ideias melhores. É por isso que, de forma estereotipada, você tem algumas de suas melhores ideias no chuveiro. É quando sua mente não está intencionalmente envolvida que seu subconsciente dispara a solução para o problema que você estava tentando resolver dois dias antes.

O cofundador da Apple, Steve Jobs, era famoso por suas caminhadas. Quando visitei Palo Alto pela primeira vez, alguns anos atrás, encontrei a casa em que Steve morava. Está localizada em um belo bairro arborizado. Estacionei meu carro na rua, e eu e minha esposa, Toni, passamos uma hora caminhando pela vizinhança. Foi tremendamente relaxante e belo. As árvores estavam dando frutos e os jardins, bem-cuidados. Pude ver por que Steve costumava coagir seus colegas a fazer longas caminhadas pela vizinhança para produzir ideias. Não tenho certeza se dá para alguém topar com a ideia de ter mil músicas no bolso simplesmente estando sentado atrás de um computador o dia todo em um escritório ou conversando em uma sala de reuniões.

O filósofo Friedrich Nietzsche, que também caminhava todos os dias, escreveu que "somente os pensamentos que vêm da *caminhada* têm algum valor".[8] Portanto, em sua Zona Verde, conforme necessário, caminhe, corra, ande de bicicleta, passeie e vague para gerar ideias e ver o que acontece. Você ficará surpreso.

MADRUGAR: MAIS UMA GRANDE VANTAGEM

Você conhece os horários da sua Zona Verde e talvez já os tenha aceito, mas antes de deixarmos o assunto de distração e foco, preciso fazer uma pergunta que sempre gera debate e sempre irrita os notívagos. A pergunta: os matutinos têm vantagem sobre os outros?

Minha resposta? Acho que sim.

Minha tendência de ser ativo pela manhã vem, em parte, da minha atual rotina de madrugador, mas também da convicção de que as primeiras horas do dia trazem uma vantagem que nenhuma outra tem: o resto do mundo ainda está dormindo. Embora você ainda deva desligar todas as notificações e silenciar seus dispositivos, não importa quando sua Zona Verde chegar ao relógio, a realidade é que, entre 5h e 8h, ninguém vai lhe enviar uma mensagem. Ninguém baterá à sua porta, enviará e-mails ou tentará chamar sua atenção. O mundo está silencioso, e a correria do dia de trabalho e da escola ainda não começou.

As primeiras horas da manhã podem ser especialmente produtivas, não porque você não perceba as distrações, mas porque essas nem surgiram em primeiro lugar. O que geralmente significa que você pode fazer as coisas mais rápido e melhor, porque focar se torna muito mais fácil.

Parece um pouco com o trânsito. Se você mora no interior e precisa dirigir quase 50 quilômetros para chegar ao trabalho, a viagem acaba durando 30 minutos. Se você mora em Los Angeles, dirigir 50 quilômetros até o trabalho está mais para uma viagem de 90 minutos — ou mais. A única diferença é o número de pessoas tentando fazer a mesma coisa ao mesmo tempo. Mesma distância. Grande diferença.

Quando o mundo está barulhento, e todo mundo está tentando fazer o mesmo que você, fica muito mais difícil se concentrar, e a maioria das pessoas avança muito menos. Isso quer dizer que, se você conseguir acordar cedo o suficiente, aproveitar as horas antes que o mundo comece a se mexer pode ser uma grande vantagem. Para mim, tem sido uma dádiva de vida. Imagine fazer o seu melhor no trabalho e nas reflexões antes que os outros se levantem.

Quer você acorde cedo ou não, se realmente deseja prosperar durante o dia e melhorar cada zona, certifique-se de dormir o suficiente. Sei que estou parecendo a sua mãe, mas está ficando claro que o sono é uma arma secreta. Depois do meu burnout, priorizei o descanso de uma forma que nunca fizera antes da minha queda e fico chocado com o quanto me sinto melhor rotineiramente. Atletas profissionais também estão percebendo que a quantidade de tempo de recuperação e descanso necessária está diretamente ligada à sua capacidade de desempenho em níveis máximos. LeBron James às vezes dorme dez horas por noite e, se não descansar o suficiente, arranja tempo para tirar uma soneca, percebendo que a energia intensa e o foco que ele leva para a quadra são fruto de seu descanso e recuperação.[9] Quando entrevistei o gerente do LA Lakers, Rob Pelinka, para meu podcast de liderança quanto aos hábitos de seus jogadores de elite como LeBron, Rob disse que seus melhores atletas preferiam fazer pré-habilitação do que reabilitação.[10] Exatamente. As primeiras horas da manhã se tornaram uma vantagem distinta para mim, mas o descanso é ainda mais significativo para viver hoje de uma maneira que me ajude a prosperar amanhã.

UM VOCÊ FOCADO

Essas estratégias e outras que desenvolver o ajudarão a produzir um você muito menos distraído. Um você focado é um você melhor.

Sua atenção é cara. Toda organização de notícias e empresa de rede social sabe disso. Entre criar um espaço de trabalho tranquilo para gastar sua Zona Verde, aproveitar ao máximo as condições não ideais, silenciar seus dispositivos e se dar espaço para pensar e aproveitar o descanso para abastecer sua energia, você fica melhor posicionado para gastar seu tempo nas coisas que sabe que têm mais valor para você.

Mas há mais um desafio e uma oportunidade quando se trata de determinar suas prioridades — as pessoas. É difícil manter o foco, mas quando os outros entram em cena, fica ainda mais complicado. É por isso que o próximo capítulo é sobre como lidar com um sequestrador de prioridades que vem na forma de um de seus semelhantes.

UM RESUMO DO CAPÍTULO 8

- Em média, os usuários tocam seus smartphones 2.617 vezes por dia. Aqueles muito ativos chegam a 5.427 vezes por dia.
- Quando a tecnologia nos controla, ela pode nos arruinar. É uma empregada maravilhosa, mas uma mestre terrível.
- Se você for como a maioria das pessoas, não precisa de um inimigo para interrompê-lo. Já tem um, que é um você perpetuamente distraído.
- O oposto de distração não é foco; é tração.

DETERMINE SUAS PRIORIDADES

- Prestar atenção nas coisas erradas lhe custa suas prioridades. Seus objetivos. Sua produtividade. Sua saúde. Até mesmo sua família. E pode acabar lhe custando seu potencial e seus sonhos.
- Da mesma forma que nem todas as *horas* são criadas iguais e nem todas as *tarefas* são criadas iguais, nem todos os *ambientes* são criados iguais.
- Encontre ou crie o ambiente com o menor número possível de distrações para sua Zona Verde.
- As notificações em seus dispositivos fazem com que você acesse o conteúdo seguindo a agenda de outras pessoas, não a sua.
- A maioria das coisas que se apresentam como urgentes não o são.
- A qualidade do seu trabalho é determinada pela qualidade do seu pensamento.
- As primeiras horas da manhã podem ser especialmente produtivas, não porque você não perceba as distrações, mas porque essas nem não surgiram em primeiro lugar.
- Um você focado é um você melhor.

× × ×

CAPÍTULO 9

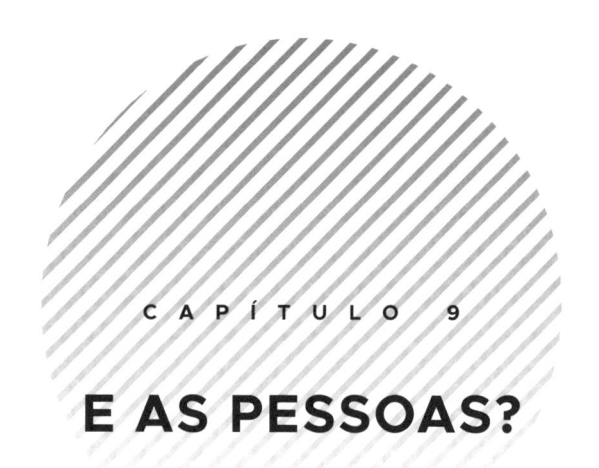

E AS PESSOAS?

*O Que Fazer Quando as Pessoas Erradas
Querem Sua Atenção e as Certas, Não*

> O amor é algo mais sério e grandioso do que a mera bondade.
> — C. S. *Lewis*

Na minha infância, passei muito tempo na casa dos meus avós. Vovó foi minha babá principal, minha melhor amiga e como uma segunda mãe. Ninguém sabia fazer almôndegas caseiras e frango frito como ela, e sempre havia uma tigela cheia de M&M's na sala. Não é de se admirar que nós, crianças, amássemos tanto ficar na casa dela.

Vovó também teve dificuldade em descobrir como lidar com uma amiga em particular, que chamarei de Nancy. Ela morava do outro lado da cidade, mas todas as manhãs, às 10 horas, Nancy ligava para conversar com vovó. Naquela época pré-celular, os telefones eram grandes dispositivos pendurados na parede da cozinha, com cabos que se estendiam apenas até certo ponto. Quem estivesse ao telefone tinha cerca de 1 metro e meio de liberdade disponível para movimento sem quebrar o fio do telefone ou puxar a base da parede. Então, na maioria das vezes, a pessoa ficava ao lado do telefone ou puxava uma cadeira para conversar.

Minha avó gostava dessas conversas, mas não tanto quanto Nancy parecia gostar. Vovó estava pronta para bater um papo por quinze minutos. Nancy, ao que parece, estava pronta para conversas intermináveis todos os dias. Quando o telefone tocava, eu ouvia minha avó dizer "São 10 horas. Deve ser a Nancy", e atender o telefone. Elas falavam sobre algumas coisas, mas como acontece quando se conversa todos os dias, não havia muitas novidades.

Então, eu observava a vovó tentando se desvencilhar da conversa.

"Isso é tão interessante, Nancy. Foi bom falar com você."

"Que ótimo ouvir isso, Nancy. Acho que vou precisar fazer a sopa do almoço daqui a pouco."

"Nossa, como está tarde..."

Nancy nunca percebeu as deixas. *Nunca*. O fato de ela não ter nada a dizer não mudava o fato de que levava a manhã toda para dizê-lo.

Vovó revirava os olhos enquanto Nancy falava sem parar. Em seguida, ela fazia movimentos circulares com a mão, como se dissesse: "Que enrolação." Ela sentava. Depois ficava de pé. Então suspirava.

Meu momento favorito era quando, depois de uma hora ou mais de Nancy, vovó me convocava. Ela colocava a mão em concha sobre o telefone e, em um sussurro quase inaudível, dizia para mim: "Vá lá fora e me chame. Finja que precisa de mim."

Então eu saía pela porta dos fundos da cozinha, passava pela varanda e descia as escadas. Então me virava, subia as escadas, passava pela porta da varanda e gritava: "Vovóóóóóó! Me ajuda aqui?"

E fazendo sua melhor voz surpreendida e cadenciada, vovó dizia: "Ah, Nancy, Carey precisa de mim. Tenho que ir. Tchau."

E assim terminava a conversa.

Eu adorava ser seu último recurso.

Meu palpite é que você provavelmente tem uma ou duas Nancys em sua vida. Pessoas boas. Que são bons amigos mesmo. Mas não é exatamente assim que gostaria de passar suas manhãs. Todo dia.

O PROBLEMA DAS PESSOAS

Você já percebeu que todas as coisas erradas querem sua atenção. E agora tem estratégias para combater isso. Mas e quanto à interrupção mais desafiadora de todas — as pessoas? O que você faz com gente como a Nancy? As pessoas podem ser um investimento maravilhoso para a sua Zona Verde, mas você também percebe que às vezes elas podem desperdiçá-la completamente. Eis a verdade: da mesma forma que todas as *coisas* erradas querem sua atenção, o mesmo acontece com todas as *pessoas* erradas. Nada contra Nancy, mas muitas vezes é essa a verdade.

Sei que não é educado dizer isso e, como você é uma pessoa polida, uma parte sua está relutando agora, perguntando: Como assim pessoas erradas? Como as *pessoas* podem ser erradas? Não é para *todo mundo* importar?

Todo mundo importa. Mas, você pode admitir, as pessoas tendem a ser tanto a maior oportunidade como o maior obstáculo em sua vida. Um CEO já me disse que permitir que a pessoa errada entre em sua Zona Verde pode reduzir seu pico de energia de cinco horas para cinco minutos. Quando aquela reunião ruim acaba, o resto do dia se torna uma Zona Vermelha. Talvez você se identifique com a situação.

Portanto, nossa bela teoria sobre uma Zona Verde bem protegida funciona perfeitamente até que outro ser humano se interponha entre você e suas prioridades. E se você for como eu — ou meu amigo CEO que deixou aquela pessoa entrar em sua agenda apesar de seus princípios —, simplesmente cederá. Ou se tornará realmente insensível aos outros para tentar bloqueá-los, e isso sempre causa arrependimento. As Nancys do mundo são pessoas maravilhosas e definitivamente há tempo para elas, mas, se não forem controladas, os momentos Nancy acontecem com uma frequência alta demais para a maioria de nós.

VOCÊ NÃO DEVE SE DISTANCIAR

Os seres humanos têm lutado para interagir uns com os outros desde que começamos a povoar o planeta. Isso nem sempre dá certo.

De acordo com o livro bíblico do Gênesis, quando havia apenas quatro humanos na Terra, a taxa de homicídios era de 25%. Por milênios, as pessoas recorreram à distância e às diferenças entre si para torná-las insensíveis umas às outras.

Pense em como você se comporta em um lugar tão inofensivo quanto um supermercado. Lá, ao procurar frutas congeladas e leite, você fica mais ousado e rude conduzindo um carrinho de compras do que quando não o faz. Como seu carrinho também o protege à medida que avança com ele, você consegue chegar à seção de alimentos congelados mais rápido do que seu companheiro de corredor e mais facilmente do que seria quando ficam apenas dois humanos solitários em um impasse: "Pode passar.", "Não, você primeiro."

Ou pense em como você se comporta em seu carro. É provável que também seja naturalmente mais agressivo, que ocasionalmente corte os outros carros, dirija colado na traseira do veículo da frente, buzine e não se importe tanto com os outros quanto normalmente o faz. Pergunte à minha esposa como me comporto quando estou dirigindo meu SUV em uma estrada de chão, e alguém me corta. Eu fico incrivelmente corajoso... até o momento em que a pessoa abaixa a janela e me convida a encostar. Então eu engato uma ré e finjo não falar inglês.

Saindo das gaiolas de metal e ficando cara a cara com o outro, de repente, você volta a ser apenas um ser humano. É difícil dizer "não" para as pessoas. Mesmo achando que deveria. Mesmo tentando proteger suas horas mais valiosas do dia. Distanciar-se das pessoas ou erguer barreiras rígidas diminuirá sua qualidade de vida, não a enriquecerá. Pode ser que tirar as pessoas do seu espaço pessoal funcione, mas desumanizá-las e se distanciar delas dificilmente é a receita para uma vida de qualidade.

Então, qual a receita? Vamos investigar um pouco mais o mistério das interações humanas e depois descobrir como lidar com os diferentes tipos de pessoas que querem uma parte de você (ou precisam dela).

TÃO ESTRANHO, MAS TÃO VERDADEIRO

Eis um paradoxo que você deve reconhecer: as pessoas que querem seu tempo raramente são aquelas que deveriam tê-lo. E aquelas que deveriam receber a maior parte do seu tempo mais valioso raramente o pedem.

Se mantiver essa dinâmica, as pessoas que mais o drenam serão as mesmas com quem você passará a maior parte do tempo. E aquelas que mais o animam? Pois é, você passará menos tempo com elas.

Pense nisso. No trabalho, os melhores membros da equipe, vendedores, gerentes, voluntários e os principais doadores raramente ou nunca pedem seu tempo. Em sua vida pessoal, as pessoas que mais sofrem com a má alocação do tempo são aquelas mais próximas a você — seu cônjuge, filhos, melhores amigos, pais e outros membros da família. Com muita frequência, você ignorará as pessoas de quem mais gosta ao gastar seu tempo com aquelas de quem menos gosta.

Se você reconhece essa dinâmica (eu reconheço), reflita: *Por que não fico com as pessoas com quem mais quero e preciso estar?*

Muitas vezes, você não o faz porque elas não são particularmente carentes ou exigentes. As pessoas mais saudáveis raramente o são. Além disso, elas não causam problemas, então você não precisa chamá-las para "conversar". Elas estão felizes fazendo o que fazem bem e geralmente não pedem seu tempo.

>>> **As pessoas que mais desejam se encontrar com você raramente são aquelas com quem você mais precisa se encontrar.** +

Existem duas categorias de pessoas nas quais você deveria investir menos tempo (e quase nenhum tempo na Zona Verde). Uma delas são aquelas que você acha que *deveria* ver porque, bem, as coisas não estão indo bem, ou elas estão em uma crise que você acha que precisa de sua atenção. A outra são as pessoas que querem vê-lo, mas não precisam.

AS PESSOAS QUE VOCÊ SENTE QUE PRECISA VER (MAS NÃO QUER)

Pense no retorno do seu investimento de tempo ao tentar ajudar as pessoas que acha que deveria (mas não necessariamente quer) ver. Muitas vezes, o denominador comum é que elas estão em crise ou com baixo desempenho — o funcionário que está sempre atrasado para o trabalho, ou o vendedor que não está fechando muitos negócios, ou o gerente de contas cujos números nunca parecem bater, ou o amigo que está sempre passando de um relacionamento ruim para outro.

Seu retorno de investimento nesse tipo de encontro normalmente é bem baixo. O papo motivacional do mês anterior não fez muita diferença, então você tenta pegar mais pesado esse mês, esperando que ajude. Mas — surpresa! — muito provavelmente, mês que vem você estará na mesma com essa pessoa, ainda tentando achar um jeito de melhorar as coisas. Apesar de ter investido tempo e energia, nunca melhora, e sempre há um novo problema para abordar ou com que lidar. Tem gente que não quer melhorar. Que só quer seu tempo. O psicólogo John Townsend disse que pessoas assim têm uma "curva de aprendizado plana".[1]

Não é que você não deva ter tempo algum para uma pessoa com curvas de aprendizado planas, mas isso não deve ocupar suas horas *mais valiosas* quando nem você nem ela veem resultado algum. E mesmo que ela precise de treinamento ou assistência, se sua influência não a estiver ajudando, talvez você não seja a pessoa certa para ajudá-la. Já descobri mais de uma vez que a melhor coisa que posso fazer quando atinjo uma dinâmica de curva de aprendizado plana nos relacionamentos é encaminhar a pessoa para outras. É melhor não só para mim, mas para ela também.

Isso não é verdade apenas no trabalho; pode ser verdade em casa e em outras áreas da vida. Embora os relacionamentos familiares sejam para sempre, e as amizades possam durar quase o mesmo tempo, houve épocas em minha paternidade em que ficou claro que não era eu quem treinaria meu filho naquele momento. Em vez disso, os cuidados e conselhos de minha esposa ajudaram-no muito mais do que ele precisava. Outras vezes isso mudou, e meus filhos me responderam melhor. É o mesmo com os amigos. Relacionamentos saudáveis são mútuos. Quando a mutualidade ou eficácia no relacionamento cessa, é hora de reavaliar e recalibrar.

AS PESSOAS QUE QUEREM VER VOCÊ (MAS NÃO PRECISAM)

Além daquelas que você sente que precisa ver, há pessoas que vão querer vê-lo. Algumas são ótimos investimentos. Nós vamos chegar a elas em breve. Outras não são — mas vão pedir o seu tempo, não levar nada do encontro e fazê-lo se sentir esgotado. Elas querem vê-lo, mas, honestamente, não precisam porque não será de grande valor para elas ou para você.

Aqui está uma lista curta (e incompleta) dos tipos de pessoas que muitos de nós consideram desgastantes:

- as dramáticas, cujas vidas são um mar interminável de turbulências;
- as perpetuamente zangadas ou amargas que procuram alguém com quem desabafar;
- as viciadas que não querem ajuda;
- as queixosas crônicas;
- as que não assumem a responsabilidade por suas vidas ou ações;
- as que têm muito tempo disponível e nenhum propósito ou direção.

A questão aqui *não* é evitar essas pessoas a todo custo. De jeito nenhum. Na verdade, acho que devemos abrir espaço para algumas delas em nossas vidas (algumas, afinal, podem ser da família). Todo mundo precisa de uma mão e, em algumas fases, já fui a pessoa desgastante que precisava de outras para me edificar. (Nos meus dias ruins, tenho certeza de que provavelmente ainda estou drenando algumas pessoas ao meu redor.)

Assistentes sociais, conselheiros, profissionais da área médica e de saúde mental, pastores e, em graus variados, socorristas lidam com pessoas carentes. São todas profissões extraordinárias que fornecem serviços vitais aos necessitados. Em relacionamentos desequilibrados, você fornece; eles recebem. Embora isso seja apropriado em muitos casos, uma dieta constante de doações o deixa esgotado.[2] Fica exaustivo ter um *monte* de pessoas esgotadoras em sua vida e, quando elas costumam ocupar sua Zona Verde, você tem dificuldade em realizar qualquer coisa (assim como elas).

Se passar a maior parte do tempo com pessoas que o esgotam, passará boa parte da vida sentindo-se esgotado. Portanto, guarde seu coração. Embora isso possa parecer egoísta, não é. Autocuidado não é egoísmo. É o que lhe (e me) dá a energia necessária para estar realmente presente para as pessoas que podem não ser tão energizantes. Você só pode dar o que tem. E se não tiver mais combustível no tanque, não pode ajudar ninguém. Conheço muitos líderes que não têm mais nada para dar porque deram tudo para pessoas que, honestamente, não foram ajudadas pela interação.

> **Muitos líderes não têm mais nada para dar porque já deram tudo para pessoas que, honestamente, não foram ajudadas pela interação.**

INVISTA NO SEU MELHOR

Quando entendi pela primeira vez que estava fadado a passar a maior parte do meu tempo com as pessoas de quem menos precisava e a não passar tempo suficiente com as pessoas de quem mais precisava, tive um momento decisivo tanto em minha vida quanto em minha liderança. Só porque as pessoas queriam me ver não significava que eu precisava vê-las. Assim, peguei o que havia aprendido com o princípio de Pareto (descrito no Capítulo 7) e o apliquei aos meus relacionamentos.

Em uma abordagem relacional, o princípio de Pareto é mais ou menos assim: passe a maior parte do seu tempo com as pessoas que produzem a maior parte dos seus resultados e menos tempo com as que não o fazem. Na liderança, isso normalmente significa que você deve passar a maior parte do tempo reunindo-se com seus melhores funcionários. Em sua vida pessoal, passe 80% do seu tempo com as pessoas de quem você mais gosta (família, amigos íntimos, mentores), deixando os 20% para as outras.

Existem alguns benefícios reais em gastar 80% do seu tempo com seu círculo interno. Para começar, as pessoas que lhe são mais importantes e mais próximas ficarão entusiasmadas com esse feito. Em segundo lugar, *você ficará* animado ao passar tempo com elas e vice-versa. O mesmo acontece com a verdadeira amizade. Ela é mútua. E conforme vocês passarem mais tempo juntos, desenvolverão conexões mais profundas, superarão obstáculos e aproveitarão a vida que receberam juntos.

Assim como seus encontros com pessoas que não têm bom desempenho foram desgastantes para ambos os lados, seus encontros com as que lhe são mais importantes serão energizantes para ambos. Além disso, quando você se encontra com seus principais funcionários, eles geralmente se empenham ainda mais e produzem melhores resultados. Outro benefício é que investir tempo para manter seus principais funcionários saudáveis e alinhados tem um efeito em cascata em toda a organização. Saudável no topo, saudável na base. Insalubre no topo, insalubre na base.

Ao tomar esse tipo de decisão e fazer essa mudança radical (se você levar o que estou dizendo a sério, *é* uma mudança radical para a maioria das pessoas), acaba tendo muito mais tempo livre para os outros, porque gasta todo o tempo que costumava dedicar a seus funcionários de baixo desempenho no trabalho com seus melhores funcionários. E você pega todo o tempo que estava gastando com alguns de seus pretensos amigos nas redes sociais e em sua vida e reinveste nas pessoas mais próximas a você. Isso libera não apenas tempo, mas energia mental também. Passamos muito tempo nos preocupando com pessoas e coisas que não podemos influenciar de verdade, e ao eliminar essa preocupação de sua vida, a clareza mental e o espaço que adquiridos são realmente surpreendentes. Além disso, você terá tempo para almoçar com seu diretor de operações que está fazendo um ótimo trabalho e energia suficiente para jogar bola no quintal com seu filho de 8 anos após o jantar.

QUANTOS AMIGOS UM SER HUMANO PODE TER?

Descobrir as pessoas certas e erradas para continuar a ver é uma coisa, mas também suscita esta questão fascinante: quantos relacionamentos você acha que um ser humano pode ter exatamente? O antropólogo britânico e psicólogo evolutivo Robin Dunbar disse que o número máximo de relacionamentos pessoais significativos que a maioria das pessoas consegue cultivar é muito menor do que você imagina.

Ele argumentou que essa quantia não é apenas uma questão de preferência ou disposição, mas que seus limites são *cognitivos* — programados. A conclusão de Dunbar sobre a capacidade humana de se relacionar decorre do modo como o cérebro se desenvolveu. Baseando-se na antropologia, biologia e história humana que remonta à Grécia e Roma antigas, Dunbar dividiu os limites das relações humanas significativas em uma série de círculos concêntricos.

Começando no círculo central, ele sugeriu que somos programados para ter de três a cinco amizades verdadeiras — relacionamentos íntimos com pessoas com quem você tem o hábito de se encontrar, pelo menos, uma vez por semana. Nem precisa usar a outra mão para contar o número de amizades íntimas que um ser humano pode ter, isso cabe em uma só.

O próximo círculo é de doze a quinze pessoas que ele chama de "grupo de simpatia" — amigos com quem você se conecta, pelo menos, uma vez por mês que compartilham seus valores, interesses e, muitas vezes, perspectivas de vida. "Curiosamente", observou ele, "esse também é o tamanho típico da equipe na maioria dos esportes coletivos, a quantidade de pessoas em um júri, o número de apóstolos... e assim por diante." O total de vinte relacionamentos desses dois primeiros círculos é praticamente a totalidade de pessoas que a maioria dos humanos consegue realmente conhecer, disse Dunbar.[3]

Mas espere aí... Eu conheço muito mais pessoas do que isso, você está pensando. E está certo. Você "conhece" os nomes, biografias e talvez os nomes dos filhos de um grupo maior. Mas Dunbar maximizou esse número em 150. Não 300. Não 1.500. Não 1,5 milhões. Apenas 150.

Por quê? Dunbar observou que o tamanho médio das aldeias antigas e medievais era de cerca de 150 pessoas. Estávamos programados para viver em comunidades significativas desse tamanho. E de alguma forma, esse número ainda se repete no mundo de hoje. A rede de 150 pessoas corresponde a tudo, desde o número de amigos para quem você envia cartões de Natal (se ainda cultivar esse hábito) e a necessidade de mudar abruptamente os estilos de gerenciamento em uma organização (150 funcionários ou menos podem funcionar como um único organismo; além disso, você tem que criar divisões e reorganizar) até o tamanho dos esquadrões nas forças armadas. Dunbar acreditava que tínhamos capacidade para nos relacionar de forma significativa com esse círculo mais amplo de 150 pessoas de tempos em tempos ou, pelo menos, uma vez por ano.[4]

Quando você pensa no funcionamento de sua vida, pode encontrar uma similaridade surpreendente com o que Dunbar observou. É muito provável que seu verdadeiro círculo interno não seja superior a cinco pessoas. E você pode muito bem se conectar, pelo menos, mensalmente com de doze a quinze pessoas que formam o círculo que você chama de amigos. Além disso, provavelmente há cerca de 150 pessoas com quem você se conecta em festas, férias, churrascos, reuniões anuais ou apenas em mensagens para manter contato.

O argumento de Dunbar é que esses números são fixos. Quando alguém novo entra para o seu círculo íntimo de três a cinco pessoas, disse ele, alguém tem que desistir para dar lugar a essa pessoa.[5] Se não tiver certeza se isso realmente acontece, verifique com que frequência você mandou mensagens de texto para certas pessoas no ano passado e olhe para a última década ou para as duas fotos que tirou no seu aniversário. Com o tempo, amizades íntimas vêm e vão, mas o número que você pode acomodar permanece o mesmo.

Parece que fomos projetados para processar apenas um número limitado de relacionamentos significativos. O que, na verdade, tem algumas implicações bastante surpreendentes em nosso modo de vida atual.

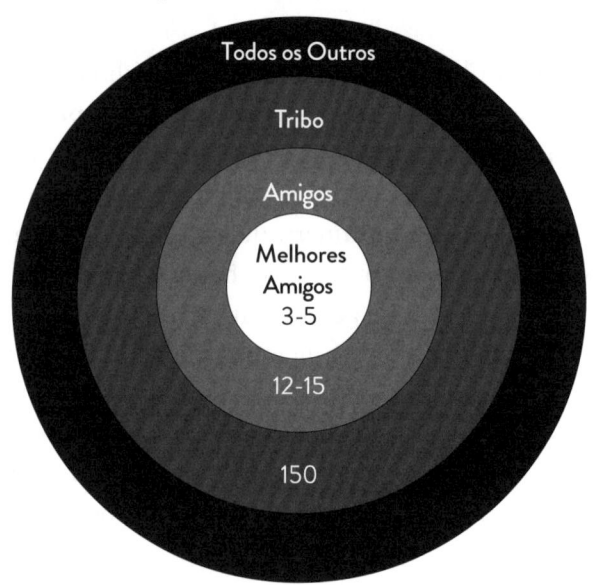

Todos os Outros
Tribo
Amigos
Melhores Amigos
3-5
12-15
150

AMIGOS, FÃS E SEGUIDORES

Como Dunbar observou em 2010, "parece que os sites de redes sociais romperam as restrições de tempo e geografia que limitavam o mundo social das pessoas" no passado.[6] Se isso era verdade em 2010, é ainda mais verdade hoje.

Mesmo uma verificação rápida do seu telefone pode mostrar que você tem 754 amigos em um canal de rede social, 192 seguidores em outro e 316 em um terceiro — um número historicamente sem precedentes e um tanto artificial de pessoas em sua vida.

A luta, então, é entre projeto e desejo. Você foi *projetado* para lidar com entre 3 e 150 pessoas de maneira significativa, mas sendo uma criatura social e não querendo perturbar, irritar ou decepcionar os outros, seu *desejo* é se conectar com muito mais.

Ao ceder ao seu desejo de se conectar sem pensar em como foi projetado, você sente tensão, porque há um contrato implícito com muitas das pessoas com as quais nos conectamos nas redes sociais. Toda vez que você compartilha seu número de telefone, fornece seu e-mail ou clica em "Aceitar", "Seguir" ou "Amigo", é como se fizesse um compromisso não declarado — você está disponível e acessível. Todas as pessoas conectadas a você agora podem enviar mensagens, marcá-lo ou acessá-lo a qualquer hora, em qualquer lugar.

Se fizer isso mais de 150 vezes (e duvido que haja um único leitor deste livro com menos de 150 desses contatos), você ultrapassará seu limite natural. Não é de admirar que as redes sociais o façam se sentir sobrecarregado. Isso porque eu e você nem somos o Justin Bieber.

Independentemente de as pessoas se conectarem para serem legais, dizer "oi", fazerem uma pergunta, reagirem a algo que você está fazendo ou perguntarem se quer tomar um café ou assistir ao jogo no sábado à noite, você tem uma decisão em mãos. Vai clicar em "Curtir"? Deixar um comentário? Responder à pergunta? Sair com a pessoa no sábado? Apoiar sua campanha de arrecadação de fundos?

Fazer isso para de três a cinco pessoas é sustentável, e é por isso que o círculo permanece pequeno. E quando continua pequeno, e as pessoas certas acabam em seu círculo íntimo, traz um sentimento de naturalidade, mutualidade e revigoramento.

Ser capaz de fazer isso de maneira semirregular para de 12 a 15 pessoas exige bastante de você, mas é possível. Ter algum tipo de conexão com 150 provavelmente o leva ao limite.

Mas se adicionar o reino digital à equação, tudo muda. O digital tenta expandir você nos relacionamentos para além do que você foi projetado para lidar. Enquanto sua rede relacional pode continuar crescendo, sua capacidade de se conectar com as pessoas dela não acompanha o crescimento.

Acrescente-se a isso a realidade de que o digital costuma aparecer das formas mais estranhas e intrusivas possíveis. E quando 450 ou 4.500 pessoas têm acesso a você digitalmente, elas o inundam de uma forma que você não consegue responder sem se estressar completamente.

Elas são muito mais educadas pessoalmente do que virtualmente. Cara a cara, a maioria logo percebe se é um bom momento para fazer uma pergunta a alguém ou pedir um favor. De um modo geral, respeitamos a situação de nossos amigos e optamos mais por nos conter do que por interromper.

A tecnologia remove essa nuance. As mensagens digitais são sempre enviadas conforme a conveniência do remetente, nunca conforme a do destinatário. A proximidade digital significa que qualquer pessoa tem acesso a você a qualquer hora, em qualquer lugar, o que é impressionante, especialmente quando se está assistindo ao pôr do sol com as pessoas que mais ama. A proximidade física tem uma educação que a proximidade digital não aprendeu a ter.

OI, AMIGO

Um último elemento incomum do mundo digital é que a proximidade digital não apenas nos dá acesso desproporcional a pessoas em momentos estranhos, mas também cria relacionamentos artificiais. Não estou falando de alimentar uma conversa inapropriada com o homem ou a mulher por quem você tinha uma queda no ensino médio. Estou falando sobre o jeito com que a tecnologia distorce a forma como nos relacionamos com as pessoas.

Da próxima vez que estiver analisando suas mensagens ou feed em uma rede social, faça uma rápida auditoria de quantas vezes alguém diz "Amo você" ou "Oi, amigo" ou "Você é muito importante para mim" ou alguma outra expressão de afeto. Então se pergunte: *é esse o tipo de relacionamento que realmente sou capaz de ter com todas essas pessoas?*

Não estou tentando ser um desmancha-prazeres aqui ou argumentar que você deveria dar a todos que conhece um aperto de mão sem paixão, mas trago duas perguntas: Em primeiro lugar, sua capacidade emocional pode se expandir o suficiente para abranger todos esses novos relacionamentos? Em segundo lugar, aqueles que estão lhe dizendo o quanto o amam fazem parte dos seus 5, 15 ou mesmo dos seus 150?

Os relacionamentos mais profundos remetem justamente às conexões mais próximas. Não estou argumentando que nem todo mundo tem algo para você amar. Todos têm. Você simplesmente não consegue estar perto o suficiente da maioria delas para ter um relacionamento autêntico, profundo e mútuo. No entanto, a linguagem que usamos tem cada vez mais perdido isso de vista.

Cada um desses pontos de acesso digital envolve algum tipo de *compromisso.*

Como resultado, você perde suas próprias prioridades no processo de prometer muito para muitos, acabando com muito pouco para compartilhar — muito pouco tempo, muito pouca energia e muito pouca capacidade para dizer "sim" a tudo o que vier ao seu alcance, mas você diz "sim" mesmo assim. O número de solicitações digitais é muito maior do que o número para o qual você foi projetado para lidar.

O que fazer com tudo isso?

Sugiro usar os números de Dunbar como seu filtro digital. Identifique de três a cinco pessoas em seu círculo interno e de doze a quinze em seu grupo de apoio. E embora você provavelmente não precise nomear todos os 150, lembre-se desse conceito quando receber uma solicitação e pergunte a si mesmo: *Essa pessoa é alguém com quem tenho um relacionamento real?*

Então responda de acordo com isso.

Volte para seus de três a cinco melhores amigos o mais rápido que puder, porque eles são sua força vital. Vá aos jogos deles. Jante com eles. Apoie suas campanhas de arrecadação de fundos. Assista ao pôr do sol com eles.

Responda aos seus próximos de doze a quinze amigos com um pouco menos de urgência, mas trate-os como se fossem importantes para você, porque são.

As outras 150 são pessoas que você deseja valorizar e aproveitar, mas não precisa lhes dar o tipo de resposta imediata que daria aos círculos mais íntimos. E o resto da humanidade? Bem, seja gentil, mas coloque alguns limites. Você literalmente não foi projetado para lidar com tantas pessoas.

Achei essa estratégia útil. O conteúdo online que produzo é acessado mais de 1,5 milhão de vezes por mês, então recebo *muitas* mensagens. Tenho uma equipe que processa grande parte disso, mas ainda estou engajado. Passo de dez a trinta minutos por dia respondendo pessoalmente. Minha equipe faz o resto, e então fico livre para lidar com meus de 3 a 5 e de 12 a 15 e ocasionalmente com meus 150. E, na maior parte do tempo, mantenho minha sanidade.

Se você pretende reduzir o estresse e aumentar sua felicidade, é fundamental focar esses círculos menores.

Então, vamos ser bem específicos.

Quem são seus melhores amigos, seus de três a cinco?

Quem são seus amigos, de doze a quinze?

Quanto à sua tribo, não há necessidade de listar 150 nomes completos, a menos que você realmente queira, mas a ideia aqui é que essas são pessoas que você precisa responder, com as quais precisa manter contato, mas que não são seus melhores amigos ou os de doze a quinze amigos que você acompanha regularmente.

E todos os outros? Bem, você só precisa saber que eles não são seus melhores amigos, amigos e nem parte de sua tribo.

Agora, eis o próximo passo.

Decida com que rapidez você responderá aos seus melhores amigos, amigos e tribo e com que frequência entrará em contato com eles. O princípio é simples: pare de tratar todos da mesma forma, porque nem todos os relacionamentos são iguais. A profundidade do relacionamento deve determinar a profundidade e a velocidade de sua resposta.

Eu respondo à minha família quase imediatamente, e meu telefone está programado para me alertar de suas ligações, não importa onde eu esteja ou o que esteja fazendo. Acontece que tenho uma esposa e dois filhos, então é um círculo bem pequeno. E minha família não me envia uma mensagem a cada trinta segundos, então funciona muito bem.

Mas vamos aos amigos. Repondo aos meus de três a cinco melhores amigos dentro de uma hora, a menos que esteja no meio de um trabalho realmente profundo na minha Zona Verde.

Costumo responder aos meus de doze a quinze amigos dentro de algumas horas e sempre no mesmo dia.

E quanto à minha tribo? Provavelmente no mesmo dia ou dentro de 48 horas, dependendo de como eles tentam entrar em contato comigo.

E todo o resto? Essas são as pessoas que eu ou minha equipe respondemos em alguns dias ou, às vezes, nem respondemos. Você simplesmente coloca essas pessoas em uma lista de tarefas e as responde seguindo seu fluxo de trabalho normal no futuro. A profundidade de sua resposta deve ser medida pela profundidade do relacionamento. A menos que você realmente queira se relacionar profundamente com aquela pessoa que conheceu em uma conferência em San Diego no verão passado, realmente não precisa largar o que está fazendo para redigir uma resposta longa e cuidadosa.

Essa abordagem resolve um problema antigo — o de as pessoas de quem você menos gosta acabarem ocupando o tempo que deveria gastar com as pessoas de quem mais gosta. Aquelas que mais precisam de você devem ter acesso a um você não distraído. Os outros podem esperar.

> *A profundidade do relacionamento deve determinar a profundidade e a velocidade de sua resposta.*

AGRADANDO AS PESSOAS CERTAS

No fundo, a maioria de nós gosta de agradar os outros. Eu gosto. O desafio desse gosto, é claro, é que você acaba agradando todas as pessoas erradas e ignorando as certas. Espero que isso o tenha ajudado a resolver o labirinto de relacionamentos que compõem a vida cotidiana. Os filtros e critérios que você aprendeu devem ajudá-lo a fazer as coisas que mais importam com as pessoas que mais importam e, surpreendentemente, a não se distrair ao fazê-lo.

Quando você ficar bom nisso, sua Zona Verde produzirá muito mais do que imagina, e suas Zonas Amarela e Vermelha poderão absorver os relacionamentos necessários que restam. E o resto? Bem, seus filtros são sólidos o suficiente agora para simplesmente se desapegar de alguns deles. Você sabe o que e quem são mais importantes e está pronto para reconstruir sua vida.

Falando em vida, porém, antes de encerrarmos, abordaremos mais uma estratégia que o ajudará a concretizar essa teoria na vida real.

Ela envolve a sua agenda e o ajudará a consolidar todo o progresso que fez e torná-lo parte de sua realidade diária. Você está pronto?

UM RESUMO DO CAPÍTULO 9

- As pessoas tendem a ser tanto a maior oportunidade como o maior obstáculo.
- As pessoas que querem seu tempo raramente são aquelas que deveriam tê-lo. E aquelas que *deveriam* receber a maior parte do seu tempo mais valioso raramente o pedem.
- Relacionamentos saudáveis são mútuos.
- Se você passar a maior parte do tempo com pessoas que o esgotam, passará boa parte da vida se sentindo esgotado.
- Passe a maior parte de seu tempo com as pessoas que produzem a maior parte de seus resultados e menos tempo com as que não o fazem. Em sua vida pessoal, gaste 80% do seu tempo com as pessoas de quem você mais gosta, deixando 20% para as outras.
- O número de relacionamentos que as pessoas podem ter não é apenas uma questão de preferência ou disposição; os limites são cognitivos, relacionados com o funcionamento do cérebro.
- As pessoas são programadas para ter de 3 a 5 amizades íntimas, de 12 a 15 amizades e 150 relacionamentos pessoais.
- Você foi projetado para lidar com entre 3 e 150 relacionamentos de forma significativa, mas as redes sociais vão pressioná-lo a se conectar com muito mais.
- As pessoas são muito mais educadas pessoalmente do que virtualmente.
- As mensagens são sempre enviadas conforme a conveniência do remetente, nunca conforme a do destinatário.

- Os relacionamentos mais profundos remetem justamente às conexões mais próximas.
- Pare de tratar todos da mesma forma, porque nem todos os relacionamentos são iguais. A profundidade do relacionamento deve determinar a profundidade e a velocidade de sua resposta.

× × ×

PARTE 5

TEORIA, ESTA É A VIDA REAL

CAPÍTULO 10

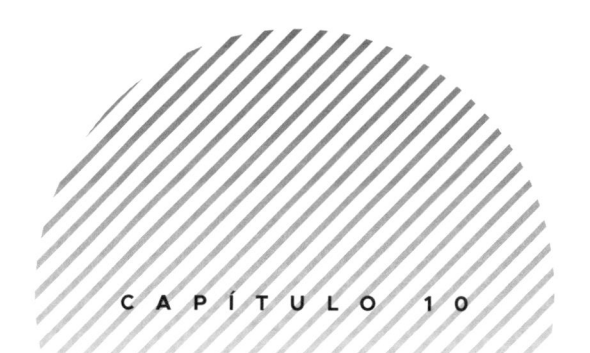

A GRANDE SINCRONIZAÇÃO

Como Sincronizar Tempo, Energia e Prioridades Todos os Dias

> Não é pensando que se chega a um novo tipo de vida, mas vivendo que se chega a um novo tipo de pensamento.
>
> — *Henri Nouwen*

Se refletir sobre o comprometimento de seu tempo, ficará surpreso com a frequência com que isso acontece por você ser pego de surpresa.

Quando meus filhos ainda estavam no ensino fundamental, fui a uma reunião do conselho na noite de terça-feira. Jason me puxou de lado.

"O que você vai fazer no próximo sábado?", perguntou ele.

Peguei minha agenda, olhei para a data e vi que estava livre. "Bem, nada", respondi com um meio-sorriso. Por dentro, eu estava estremecendo.

"O que você vai fazer no próximo sábado?" raramente é uma pergunta inocente. Geralmente significa "Tenho uma ideia que envolve algo que você não vai querer fazer... como me ajudar a fazer uma mudança."

Minha cabeça ficou a mil quando vi o problema em que estava me metendo. Jason era um cara legal, mas não era realmente um amigo próximo. Ele não era nem um dos meus 150. O que ele queria com o meu sábado?

Sábado *era para ser* meu dia de folga. Era o único dia naquela semana em que os meninos e Toni estavam em casa ao mesmo tempo, e eu havia prometido que estaria com eles. Não estaria trabalhando. Nada de escola. Nada de trabalho. Só nós quatro.

Por que não digo isso a ele? Por que não consigo? O que ele vai dizer a seguir?

Pensei no que Toni diria quando eu chegasse em casa. Essa conversa não seria nada boa.

Eu já podia até ouvi-la dizendo: "Como você pôde dizer 'sim' no seu único dia de folga? Por que não me perguntou? Como é que disse 'sim' para ele e 'não' para seus filhos? Francamente, Carey. Sério?"

E, claro, ela estaria certa. Cem por cento certa.

Jason me trouxe de volta ao momento.

"Excelente!", disse. "Vamos dar uma festa na minha casa no sábado à tarde com um monte de gente do meu trabalho. Quer vir? Eu adoraria que você os conhecesse."

Bem, agora eu me sentia preso. O que eu poderia dizer? *Não quero ir à sua festa.* (Eu pareceria um fracasso social e idiota completo.) *Ei, Jason, era para ser meu dia de folga.* (Sairia estranho.) *Vou ver com a Toni.* (Aí eu estaria puxando o tapete dela. Caramba...). Ressuscitei meu meio-sorriso, escolhi uma voz bem-educada e exclamei: "Ah, claro, eu adoraria ir."

Que situação — *mais* um sábado em que não faria o que realmente queria ou precisava fazer.

E esse é o problema com o espaço em branco na sua agenda. Por causa dele, você sempre acaba se enrolando.

O ESPAÇO EM BRANCO É UMA ARMADILHA

O espaço em branco na sua agenda é uma armadilha. Parece liberdade, mas, na verdade, é uma prisão disfarçada de liberdade. No momento em que você pensa que o espaço em branco em seu calendário lhe dá liberdade, a decepção está logo ali.

Por todos os motivos que abordamos até agora, há milhares de coisas que chamarão sua atenção em qualquer dia que pareça livre e desimpedido em sua agenda. As tarefas mais importantes serão sequestradas por outras urgentes que você nem planejava fazer. Você ficará desapontado, e as pessoas que lhe são mais próximas pagarão um preço.

> *O espaço em branco na sua agenda é uma armadilha. Parece liberdade, mas, na verdade, é uma prisão disfarçada de liberdade.*

O que você verá, porém, é que a chave para ajudá-lo a prosperar é programar todas as suas prioridades (incluindo o tempo em família). Mudar para uma agenda fixa — que chamaremos de Agenda da Prosperidade — une tudo o que aprendemos até agora e faz com que isso funcione em sua vida cotidiana. Desenvolver sua própria Agenda da Prosperidade protegerá sua Zona Verde, alavancará suas Zonas Amarela e Vermelha e garantirá que você gaste seu tempo com as coisas e pessoas que lhe são importantes.

Isso também é o oposto de como eu costumava viver e como a maioria das pessoas vive.

Para demonstrar isso, faça uma pausa e pegue sua agenda agora mesmo, seja a do telefone, do notebook ou a agenda de papel tradicional.

Estou falando sério — mãos à obra. Vou esperar.

Pegou sua agenda?

Avance seis meses a partir da data de hoje.

O que você vê?

A maioria das pessoas não veria muita coisa.

Talvez você tenha uma consulta no dentista, férias ou um evento familiar que reservou para a terceira sexta-feira do mês. Mas se você for como a grande maioria das pessoas, é provável que não veja *nada*. Sua agenda está em branco.

E esse é o problema.

Agendas em branco criam todos os tipos de problemas. Por um lado, elas engendram uma falsa esperança profunda e generalizada. Você pensa em como está ocupado agora, mas olha para daqui a seis meses ou até duas semanas, vê todo o espaço em branco e pensa que logo o alívio chega.

Só que foi isso que você pensou seis meses atrás — e novamente na semana passada — quando olhou para a sua agenda, e aconteceu exatamente o contrário.

Apesar de todo o espaço em branco, você fica atolado de compromissos repetidamente.

CONTROLE SUA AGENDA PARA QUE OS OUTROS DEIXEM DE CONTROLAR VOCÊ

Uma agenda em branco é praticamente uma garantia de que você gastará seu tempo realizando as prioridades de todos, menos as suas. Existem alguns, vários Jasons em sua vida (por mais bem-intencionados que sejam) que estão sempre perguntando o que vai fazer e, assim que você diz "estou livre", pronto, você está em uma festa a que não estava planejando ir, está jogando golfe quando o que realmente queria era assistir a filmes com seus filhos ou ajudando alguém a se mudar.

Para acabar com isso, decida como gastará seu tempo antes que outros decidam por você. Se não decidir com antecedência, os outros o farão, o que garante tanto que você vai se sentir sobrecarregado quanto que não vai realizar nada que seja importante para você. Em vez disso, decida com antecedência o que vai fazer e coloque na agenda. Isso não apenas torna a arte de dizer "não" muito mais fácil, mas também a torna digna e quase automática.

> *Decida como gastará seu tempo antes que outros decidam por você.*

Organizar sua agenda previamente é diferente de manter uma lista de tarefas. Muitas pessoas sobrecarregadas têm longas listas de tarefas, mas não avançam. Na verdade, apenas ficam mais e mais para trás. Elas falham no gerenciamento de tarefas porque têm uma noção clara *do que* importa, mas não uma noção clara de *quando* fazê-lo. Assumir o controle da sua agenda coloca você no controle do seu dia, não o contrário. Suas intenções se tornam seu novo ritmo. É agendando o que mais importa que você garante que fará o que faz de melhor quando estiver no seu melhor e permanecerá no Ciclo da Prosperidade. Programar suas Zonas Verde, Vermelha e Amarela e suas prioridades é o movimento estratégico final de que você precisa para transformar o que aprendeu na realidade que vive.

A AGENDA DA PROSPERIDADE

Por trás da Agenda da Prosperidade está um conceito simples. Uma programação fixa é uma decisão prévia sobre como gastar seu tempo profissional e pessoal, na maioria das vezes repetindo compromissos consigo mesmo, semana após semana, ano após ano.

Adotar a Agenda da Prosperidade significa que você programará um horário (com antecedência) para:

- fazer o que você faz melhor quando estiver no seu melhor;

- desenvolver seu dom;
- trabalhar para o seu negócio, não apenas nele;
- descansar;
- conectar-se com sua família;
- alimentar sua vida espiritual;
- passar a maior parte do tempo de seu pessoal com suas melhores companhias;
- fazer seu trabalho menos estimulante quando você está com menos energia.

O melhor de tudo é que é simples. Como você vai marcar compromissos *repetidos* consigo mesmo (por exemplo, "Planejamento estratégico todos os dias das 7h às 9h" ou "Café com Jeff na terceira quinta-feira de cada mês às 10h"). Isso não demanda nem duas horas por semana para configurar. Na verdade, não leva tempo na maioria das semanas porque você definiu os padrões com antecedência. Depois de configurá-la, você se esquece dela até precisar recalibrar, o que pode ocorrer a cada ano ou a cada poucos meses em épocas de mudanças rápidas. Caso contrário, ela apenas segue em segundo plano enquanto sua vida se desenvolve muito melhor. Isso é eficaz, porque você contabilizou as coisas e as pessoas que ninguém nunca lhe pediu para contabilizar — suas prioridades que sempre parecem ser sequestradas.

Como a criação de conteúdo é um dos trabalhos mais valiosos que faço, dedico muito da minha Zona Verde todos os dias a ela. Não preciso detalhá-la na minha agenda, porque estou sempre escrevendo algo novo. Eu apenas reservo um tempo para escrever e, todos os dias, trabalho em algo da minha lista de tarefas durante essas horas.

Embora nunca tenha falado sobre uma Zona Verde ou um Ciclo da Prosperidade, Ernest Hemingway adotou uma disciplina semelhante, geralmente sentando-se para escrever ao amanhecer na maioria das manhãs. Como Hemingway disse a George Plimpton em uma entrevista de 1958 para a *Paris Review*:

> Quando estou trabalhando em um livro ou em um conto, escrevo todas as manhãs, o mais cedo possível, logo depois do raiar do sol. Ninguém vem me perturbar, o clima ainda está fresco, ou frio, e pego no trabalho e vou me aquecendo enquanto escrevo... Escrevo até chegar a um ponto em que ainda tenho energia e consigo prever o que está por vir, então paro e tento sobreviver até o dia seguinte, até retomar. Se começo às 6 horas, digamos, posso ir até o meio-dia, ou interromper o trabalho um pouco antes.[1]

Que baita exemplo do uso das horas mais valiosas para desenvolver um dom.

A questão é simples: você se torna o que faz repetidamente. Quando coopta os ritmos de sua vida cotidiana, fazendo-os trabalhar a seu favor, e não contra você, tudo muda.

A agenda de cada pessoa é diferente, mas antes de configurar a sua, vou compartilhar alguns exemplos de prioridades fixas da minha Agenda da Prosperidade:

- Todos os dias, passo em silêncio minha primeira hora acordado, tomando chá quente, refletindo, orando e lendo as Escrituras. Para mim, esse é o alicerce da minha vida, então o incluo na minha agenda.
- Reservo minhas manhãs para as coisas em que sou melhor e que me dão energia — escrever, pensar, criar estratégias, planejar. Mas principalmente escrever.
- Deixo algumas noites e fins de semana para momentos pessoais e familiares.
- Mantenho as sextas-feiras livres de reuniões agendadas para poder terminar projetos, sonhar um pouco, fazer algumas coisas e, nas semanas mais tranquilas, sair mais cedo.
- As reuniões geralmente precisam se encaixar em horários designados à tarde ou no final da manhã, quando estou fora da minha Zona Verde. Estabeleço um número máximo de reuniões por semana (hoje em dia, são quinze). As exceções devem ser exatamente isso — exceções por motivos críticos.

Novamente, sua agenda *será* diferente, e é bom que seja diferente da minha. Você precisa adaptá-la ao seu dom, chamado e circunstâncias.

PROJETANDO SUA AGENDA DA PROSPERIDADE

Ao reservar algumas horas todos os dias para lidar com o que lhe é mais importante na esfera profissional e na pessoal, você poderá presenciar o tipo de produtividade e relacionamentos saudáveis que não pensava serem possíveis. Maximizar suas Zonas Amarela e Vermelha produz resultados semelhantes.

Há quatro decisões importantes para você tomar ao criar sua Agenda da Prosperidade:

1. Decida *o que* você fará ou não dentro de cada zona.
2. Decida *com quem* você vai ou não se encontrar;
3. Decida *quando* você fará tarefas específicas dentro de cada zona.
4. Decida *onde* você fará seu trabalho, especialmente o da Zona Verde.

Sua Zona Verde é, obviamente, a mais importante a ser protegida em sua Agenda da Prosperidade. Se você estabelecer bem sua Zona Verde, suas Zonas Amarela e Vermelha podem atuar como uma espécie de bacia de coleta para alguns dos problemas diários que surgirem, bem como para seu trabalho regular que não é prioritário o suficiente para o espaço da Zona Verde. E tendo trabalhado com os conceitos do livro, espero que você tenha um filtro muito melhor agora para deixar várias coisas fora da agenda.

Etapa 1: Revisite Seu Relógio de Energia

No Capítulo 4, você montou seu Relógio de Energia pessoal. Como já faz um tempo, esta é uma boa oportunidade para revisitá-lo. É hora de integrar ainda mais seu relógio a seus ritmos e rotinas diárias.

Aqui, novamente, para fins ilustrativos, está o meu:

RELÓGIO DE ENERGIA

Verde — Amarela — Vermelha

Etapa 2: Sincronize Suas Zonas Com Suas Prioridades

Agora é hora de sincronizar suas zonas com suas prioridades — tanto as tarefas quanto as pessoas. Usando o que você aprendeu no Capítulo 6, quando delineou suas prioridades pela primeira vez, e o que depreendeu sobre as pessoas no Capítulo 9, preencha a tabela abaixo.

Coloque as prioridades em um nível mais geral. Se planejar fizer parte do seu trabalho, coloque apenas "planejamento" na agenda, em vez de "planejar o quarto trimestre externo", que cabe mais a uma lista de tarefas. É melhor agendar apenas as prioridades apropriadas em cada zona.

Você pode ver a seguir como distribuí minhas várias prioridades e pessoas. Uma boa regra é colocar seus de três a cinco melhores amigos em sua Zona Verde se você a estiver usando para se encontrar com pessoas — ou talvez, ocasionalmente, seus de doze a quinze amigos. Ou, claro, você pode usar sua Zona Verde principalmente para tarefas. Tudo depende do que você deseja realizar. A minha ficou assim:

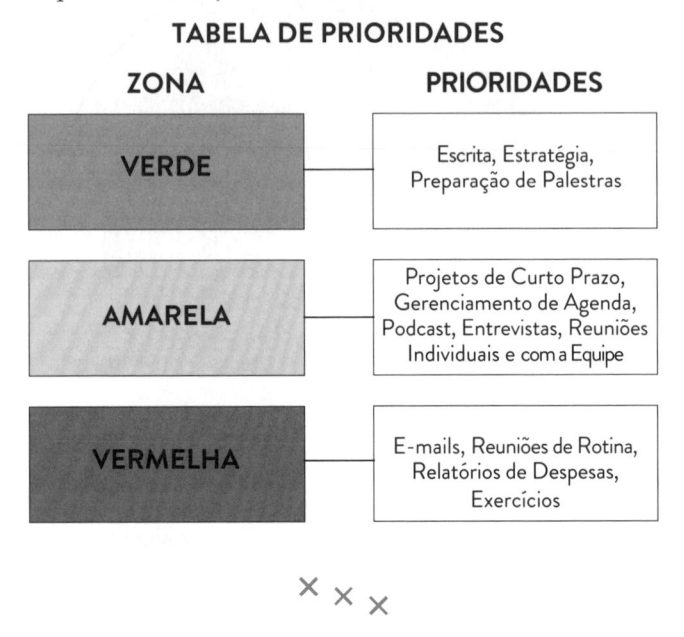

TABELA DE PRIORIDADES

ZONA	PRIORIDADES
VERDE	Escrita, Estratégia, Preparação de Palestras
AMARELA	Projetos de Curto Prazo, Gerenciamento de Agenda, Podcast, Entrevistas, Reuniões Individuais e com a Equipe
VERMELHA	E-mails, Reuniões de Rotina, Relatórios de Despesas, Exercícios

× × ×

Baixe seu modelo de tabela de prioridades em www.AtYourBestToday.com
[Conteúdo em inglês]

Etapa 3: Agende um Horário Para Fazer o Que Faz de Melhor Quando Está no Seu Melhor

Finalmente, para realmente atingir o seu melhor, reserve tempo para fazer o que você faz de melhor quando está no seu melhor, atribuindo prioridades às suas Zonas Verde, Amarela e Vermelha.

O mais importante de estabelecer em sua agenda são seus padrões contínuos para cada zona. Sua agenda vai refletir as prioridades do

Gráfico de Tarefas que você acabou de delinear, configurando-as em compromissos repetidos para garantir que você não apenas faça o que faz de melhor quando estiver no seu melhor, mas também abra espaço para suas tarefas e relacionamentos mais críticos. E ao criar sua agenda, lembre-se de pensar em sua vida, não apenas em sua liderança. Não se sobrecarregue e reserve um tempo para descansar, porque, aonde quer que vá, não é possível escapar de si mesmo. Uma versão descansada sua é um você melhor, então pense de maneira holística ao projetar suas zonas e padrões.

No exemplo de agenda a seguir, que é baseado em meus padrões atuais, você pode ver que as zonas estão todas protegidas e as prioridades gerais têm seus espaços designados. Você pode adicionar tarefas e compromissos específicos (café com Devon às 15h na segunda-feira ou discussão do projeto com a equipe às 16h na quinta-feira), mas os ritmos devem ser os mesmos semana a semana. Como você já sabe, nossas vidas consistem em uma série de padrões contínuos, então é recomendável incluir os mais saudáveis em sua programação semanal com antecedência. E se quiser estender a agenda até a noite, vá em frente. Basta escrever coisas como "tempo para mim", "família", "jantar romântico", "noite de cinema" ou o que você quiser fazer para garantir que não acabará trabalhando até as 22h todas as noites e para ter uma noção clara de como passará essas horas noturnas. Essa pode ser uma estratégia fantástica para evitar passar a maior parte das noites alternando entre a Netflix e sua caixa de entrada de e-mail quando você deve a si mesmo e às pessoas que ama um tempo longe das telas.

Agora, vamos a um choque de realidade. Nossas semanas serão assim na vida real? Nem sempre. A vida acontece. As reuniões surgem, o trabalho se acumula, e as crianças têm compromissos, mas agora você pode ver seus compromissos. Mas se você protegeu sua Zona Verde na maioria dos dias (ou todos os dias), então seus objetivos mais importantes foram alcançados. E, com isso, você também protegeria seus momentos de descanso e família.

AGENDA DE PROSPERIDADE

	DOMINGO	SEGUNDA	TERÇA	QUARTA	QUINTA	SEXTA	SÁBADO
6h – 7h		Tempo Pessoal	Tempo Pessoal	Tempo Pessoal	Tempo Pessoal	Tempo Pessoal	
8h – 9h – 10h – 11h	Tempo Pessoal e com a Família	Escrita	Estratégia	Preparação de Palestras	Estratégia	Escrita	Família e Tempo Pessoal
12h – 13h		Projetos de Curto Prazo + Almoço	Gerenciamento de Agenda + Almoço	Reunião + Almoço	Reunião + Almoço	Estratégia + Almoço	
14h		Preparação de Podcast	Escrita	Estratégia	Escrita	Projetos	
15h – 16h		Podcast Entrevistas	Reuniões + Administração	Podcast Entrevistas	Reuniões + Administração	Planejamento + Administração	
17h – 18h		Exercício + Tempo Livre	Reuniões + Tempo Livre	Exercício + Tempo Livre	Administração + Tempo Livre	Exercício + Tempo Livre	

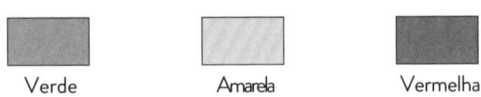

Verde   Amarela   Vermelha

Adicionar suas reuniões específicas à base da Agenda da Prosperidade também lhe dá, com antecedência, uma ideia do quanto sua semana está ocupada. Lembre-se de que, depois de configurar sua Agenda da Prosperidade, você pode consultar seu calendário para daqui a seis meses e ter uma ideia de como serão esse mês e essas semanas e fazer as escolhas de acordo com isso.

Como você está planejando desde já e consegue visualizar sua programação com bastante antecedência, saberá que estará na estrada por dez dias em outubro e que grande parte do tempo da Zona Verde será gasto em aeroportos, voos, hotéis e eventos. Sabendo disso, você pode reduzir o número de reuniões na semana anterior e na semana seguinte para garantir que sua Zona Verde esteja especialmente protegida. Chega de surpresas.

Então, vá em frente e dê uma chance para sua Agenda da Prosperidade pessoal. É assim que você move tudo o que aprendeu da teoria para a prática, da imaginação para a vida.

Você está decidindo como vai gastar seu tempo antes que outros decidam por você. E essa é a chave para a prosperidade.

× × ×

**Faça o download do seu modelo
de Agenda da Prosperidade em
www.AtYourBestToday.com**
[Conteúdo em inglês]

ESPERE AÍ... E A MINHA EQUIPE?

Você provavelmente está pensando que este pode ser um ótimo modelo para empreendedores individuais e executivos que têm controle total sobre suas agendas. Mas e as equipes? O que acontece se não estiver no controle de sua agenda, e seu chefe lhe disser que você precisa estar em uma reunião bem no meio de sua Zona Verde?

Este pode ser um bom momento para lembrar que — como abordamos anteriormente —, por mais que você *sinta* que não tem controle, provavelmente tem um controle notável sobre de 128 a 148 de suas 168 horas semanais. A maioria das semanas de trabalho dura cerca de 40 horas e, em um ambiente de trabalho intelectual, é raro seu empregador ditar como você gasta 100% de suas horas de trabalho. Mesmo que ele ou ela o faça, você pode fazer o que quiser com as outras 128 horas.

Mas voltando à questão da equipe. O que acontece se, digamos, sua equipe de liderança de cinco pessoas tiver dois madrugadores que têm

Zonas Verdes matinais, dois notívagos cujas Zonas Verdes ficam no final da tarde e outra pessoa em algum horário intermediário?

A melhor estratégia é todos vocês desistirem e começarem suas próprias organizações.

Brincadeira.

É aqui que as discussões em equipe são realmente úteis. Uma grande organização com a qual trabalhei em Atlanta mapeou as zonas de suas equipes em um fluxograma e acabou descobrindo que a reunião semanal da equipe executiva normalmente acontecia durante a Zona Vermelha de todos. Quando viram isso, eles literalmente deram gargalhada. De repente, ficou claro por que ninguém gostava daquela reunião, por que nunca pareciam render e por que todos desejavam que ela durasse menos. Eles mudaram a reunião para um horário em que os membros da equipe estivessem no território da Zona Verde ou Amarela, e as coisas tiveram uma melhora drástica.

Talvez a razão pela qual todo mundo odeia a reunião de sexta-feira à tarde não seja porque é sexta-feira à tarde, mas porque a maioria das pessoas está lutando para ficar acordada.

Encontrar os ritmos da equipe é uma questão de compromisso. Algumas reuniões ou atividades podem justificar o uso de boa parte da Zona Verde de alguns membros da equipe. Outras podem se encaixar melhor na Zona Amarela da maioria das pessoas (é nessa zona que eu mantenho muitas das minhas reuniões). E aquelas rápidas, de rotina podem funcionar em uma Zona Vermelha se não forem críticas. E mesmo naqueles momentos em que você precisa se recompor, e a maioria dos membros da equipe está em na Zona Vermelha, simplesmente reconhecer isso e passar pelas tarefas o mais rápido possível pode parecer uma dádiva.

Quando se trata de gerenciar o tempo e a energia de uma equipe, uma maior conscientização é o primeiro passo para uma maior eficácia.

UMA RESPOSTA MUITO MELHOR PARA JASON

Agora, de volta ao Jason, que não estava tentando sequestrar minhas prioridades. Ele estava apenas tentando avançar nas dele.

Se eu tivesse uma Agenda da Prosperidade naquela época, e Jason tivesse me perguntado o que eu faria no próximo sábado, nosso diálogo teria sido muito diferente.

Eu teria pegado minha agenda, olhado para o sábado, olhado nos olhos de Jason e dito: "Ah, tenho um compromisso."

Adivinhe o que Jason provavelmente teria dito? "Que pena. Tenho uma festa em minha casa e adoraria que você fosse."

E eu teria respondido: "Obrigado, Jason. Eu agradeço. Foi gentil da sua parte pensar em mim."

Noventa e nove por cento das vezes, a conversa acabaria aí.

Você não precisa dizer a Jason que seu compromisso é consigo mesmo, com seus filhos ou com seu cônjuge. Você simplesmente diz que tem um compromisso.

Pessoas saudáveis respeitam os limites que você estabelece. Apesar de sua apreensão persistente, na grande maioria das vezes, as pessoas não questionam seu compromisso. Elas simplesmente dirão: "Que pena."

Se perguntarem o que vai fazer, apenas diga: "Tenho um compromisso com minha família nesse dia" ou "Já tenho alguns planos para o sábado." Elas vão entender e respeitar.

Se você ainda não tem certeza de que isso funcionará, provavelmente está preocupado com a pequena porcentagem da população que não é saudável. Pessoas não saudáveis dirão coisas como "Você não pode tirar folga outro dia?" ou "Sua família é mais importante para você do que eu?"

As respostas corretas para essas perguntas, respectivamente, são "não" e "sim".

É estranho? Certamente.

É melhor proteger as pessoas e as coisas que mais importam?

Pode apostar que sim.

Estou ficando melhor em passar por esses momentos difíceis. Eu costumava me sentir culpado e ceder. Já não fico assim. Você não deve a ninguém uma explicação para além do seu "não", exceto um educado "Bem, sinto muito por não poder ajudá-lo, mas obrigado por perguntar." Em seguida, mude a conversa para um outro tópico ou, se a pessoa não parar, encerre a conversa e saia educadamente. Você não precisa se sentir responsável pelas necessidades de outras pessoas.

SINAIS DE QUE O CICLO DA PROSPERIDADE ESTÁ FUNCIONANDO

O Ciclo da Prosperidade foi projetado para ser virtuoso. Enquanto a Espiral do Estresse o puxa para baixo, o Ciclo da Prosperidade o leva a um ritmo muito mais sustentável.

Muitas vezes, quando leio um livro como este ou faço um curso e tento implementar as estratégias que acabei de aprender, surge uma pergunta incômoda: como sei que estou fazendo certo? É como estar na academia. Você acha que dominou o agachamento até que um treinador aparece, ajusta sua postura e lhe diz para fazer tudo de novo. Tremendo e sentindo dor, você desce novamente, se dizendo: *Nossa, isso que é um agachamento.*

O Ciclo da Prosperidade deve fazer você se sentir totalmente diferente de como se sentiria durante esse treino. Sua vida e liderança devem parecer *mais fáceis*, não mais difíceis. Claro, você está fazendo algumas escolhas difíceis (como dizer "não"), mas quando o Ciclo da Prosperidade está funcionando, você deve ver estes marcadores:

1. *Você está cumprindo suas prioridades.* Está lidando com suas prioridades porque as programou com antecedência e as está realizando quando está no seu melhor.
2. *Você está melhorando no que faz.* Como está desenvolvendo seu dom, não apenas usando-o, você está obtendo retornos crescentes quanto ao seu investimento de tempo, tanto em suas principais ta-

refas quanto em seus principais relacionamentos. Espere alguns meses para engatar, mas assim que começar a obter alguns sinais de desenvolvimento, você se sentirá um pouco como Hemingway: quanto mais praticar, mais fácil ficará.

3. *Você voltou a gostar de se encontrar com os outros.* Já falamos muito sobre os desafios de encontrar pessoas, mas eis o que é divertido quando a estratégia está funcionando: você vai voltar a *adorar* se encontrar com os outros. Como priorizou as pessoas indispensáveis, os encontros são majoritariamente revigorantes. Todos estão no lugar certo, e você atribuiu o tempo certo a cada pessoa.

4. *Você tem tempo para você e sua família.* Já não destina o tempo e a energia que sobraram às coisas que mais importam. Sua família está recebendo uma parcela da sua Zona Verde em seus dias de folga, e você vai para casa nos dias de semana com combustível sobrando no tanque, não se sentindo completamente esgotado.

5. *Você está mais feliz.* Porque as grandes coisas que mais importam estão sendo feitas, você se sente significativamente mais relaxado. Está se estressando menos e, embora a vida às vezes ainda seja um desafio, você sente uma felicidade crescente que não tinha antes ou que perdeu em algum lugar ao longo do caminho.

Naturalmente, o seu dia a dia vai variar, mas se não estiver sentindo a maioria desses cinco marcadores na maior parte do tempo, então reveja seus ritmos do Ciclo da Prosperidade. Talvez seu Relógio de Energia precise de algum ajuste, ou você tenha que ajustar a forma como está gastando suas Zonas Verde, Vermelha e Amarela. Ou talvez sua agenda pareça certa, mas você não a esteja seguindo. Está trabalhando muitos sábados que, na agenda, constam como espaço para "Tempo com a Família". Ou você está pulando horas de sono ou seus treinos.

Ajustei minha Agenda da Prosperidade dezenas de vezes ao longo dos anos, porque a vida continua mudando.

No próximo capítulo, apresentarei algumas estratégias para fazer esses ajustes. Porque eu juro que você entrará em um ritmo ideal e acertará os cinco pontos na lista que acabei de elencar... e então a imprevisibilidade da vida tentará sugá-lo de volta para a Espiral do Estresse. Você aprenderá como garantir que isso não aconteça e que tudo o que aprendeu até agora realmente o prepare para prosperar nos próximos anos.

UM RESUMO DO CAPÍTULO 10

+ O espaço em branco na sua agenda é uma armadilha. Parece liberdade, mas, na verdade, é uma prisão disfarçada de liberdade.
+ A chave para ajudá-lo a prosperar é programar todas as suas prioridades com antecedência.
+ Decida como você gastará seu tempo antes que outros decidam por você. Uma agenda em branco é praticamente uma garantia de que você gastará seu tempo realizando as prioridades de todos, menos as suas.
+ Organizar sua agenda previamente é diferente de manter uma lista de tarefas. Muitas pessoas sobrecarregadas têm longas listas de tarefas, mas não avançam. Na verdade, elas apenas ficam mais e mais para trás.
+ Uma programação fixa é uma decisão prévia sobre como gastar seu tempo profissional e pessoal, na maioria das vezes repetindo compromissos consigo mesmo, semana após semana, ano após ano.
+ Você se torna o que faz repetidamente.
+ Quando se trata de gerenciar o tempo e a energia de uma equipe, uma maior conscientização é o primeiro passo para uma maior eficácia.
+ As pessoas saudáveis respeitam os limites que você estabelece. Pessoas não saudáveis, não.

× × ×

CAPÍTULO 11

PROSPERAR

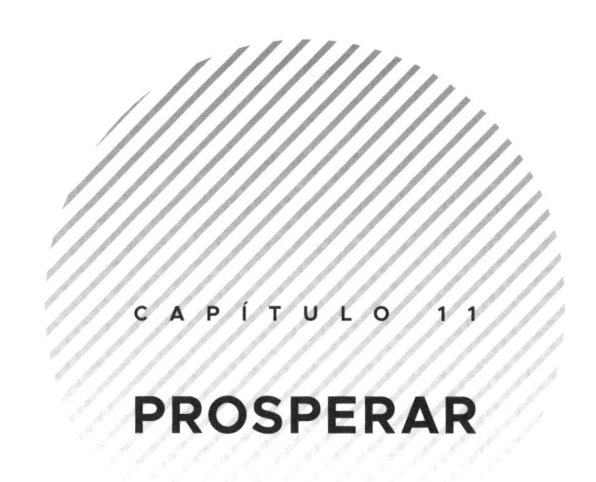

*Como Recalibrar Quando a Vida Acaba
Com Seu Plano Perfeito*

Nenhum plano de batalha sobrevive ao contato com o inimigo.
— *Axioma militar*

Percorremos todo o Ciclo da Prosperidade e o tornamos funcional para você com a Agenda da Prosperidade. Você pode até pensar que escapamos da força de atração da Espiral do Estresse e deixamos o estresse para trás.

Ha ha ha. Quem dera.

O estresse é tão sutil que seu vórtex pode puxá-lo de volta em um piscar de olhos. As dicas e estratégias profissionais que compartilhei até agora existem por um motivo: sobrecarga, excesso de compromissos e trabalho além da conta batem à minha porta todos os dias, assim como baterão à sua. Pior ainda, o estresse é extremamente habilidoso em conduzir invasões domiciliares. As estratégias que você aprendeu vão mantê-lo longe de sua propriedade, a menos que você baixe a guarda. Ou, às vezes, o estresse consegue acesso porque suas circunstâncias mudaram o suficiente para que sua Agenda da Prosperidade e sua abordagem do seu tempo, energia e prioridades precisa ser reiniciada. É para isso que este capítulo foi projetado — para lhe fornecer as habilidades de nível especializado para recalibrar seus planos perfeitamente elaborados quando a vida os explodir, para que você possa voltar a viver hoje de uma maneira que o ajudará a prosperar amanhã.

Fiquei longe do burnout por uma década e meia não apenas graças ao que você aprendeu até agora, mas também graças ao que está prestes a ler a seguir. A vida é difícil e complicada. E quando o estresse voltar, as estratégias de ajuste que você encontrará neste capítulo devem colocá-lo de volta nos eixos quase no mesmo instante. Agir e recalibrar rapidamente são bastante intuitivos. Mas quando você chega ao que chamo de "hora de fazer as contas", pode até pensar que clicou por engano em algum filme estranho apenas para nerds. Aguente firme. As estranhas porcentagens de tempo gasto com os outros, gasto sozinho, em reuniões e na estrada pagaram enormes dividendos tanto em minha vida quanto na de outras pessoas. Muitas vezes, são esses fatores invisíveis que prejudicam seu bem-estar e, até que você possa identificá-los, não tem ideia do porquê sua vida e liderança não são mais divertidas.

UM RELACIONAMENTO SEDUTOR E TÓXICO

Antes de mergulharmos nas estratégias que o ajudarão a permanecer no caminho correto ou voltar ao caminho certo, ofereço uma última reflexão sobre o estresse. Uma das razões pelas quais o estresse é tão difundido é que, por mais estranho que pareça, ele é atraente. Por mais que você pense que odeia ficar estressado, o estresse se tornou uma condição tão universal que é quase *sedutora*.

Você está pronto? Há uma parte sua que gosta de ficar estressada. Seus amigos também gostam um pouco demais. Nesta cultura, é quase *necessário* ficar estressado. Para uma pessoa ambiciosa, é impensável não se estressar. Quando você começa a viver o Ciclo da Prosperidade e a amar sua Zona Verde, pode pensar que há algo de errado porque está se divertindo demais e realizando muitas coisas.

Como não está tão estressado, você se perguntará se está mesmo aproveitando seu potencial. E se estiver relaxado? Não está falhando? Talvez seja até preguiçoso. Você viveu estressado por tanto tempo que não se lembra de como é não estar estressado.

Se tivesse que ser honesto consigo mesmo, sentiria timidamente que *precisa* de estresse. Você... *gosta* de estresse. É algo validador. Não é verdade?

Estresse é um palavrão bom. Nossa cultura o odeia, mas prospera com ele. Como resultado, a atração do estresse é quase gravitacional. Ele é uma medalha de honra na vida que todo mundo está levando, feito hamsters presos na rodinha.

Se for viver no Ciclo da Prosperidade em longo prazo, a melhor coisa que você pode fazer é acabar com o estresse e decidir de uma vez por todas que simplesmente não vai viver dessa maneira. O estresse continuará enviando mensagens, fazendo falsas promessas e jurando que desta vez será melhor. Independentemente disso, a decisão mais inteligente é se afastar. É um relacionamento tóxico.

>>> *Estresse é um palavrão bom. Nossa cultura o odeia, mas prospera com ele.* +

EI, VIDA, TIRE A MÃO DO MEU FLUXO

Em breve, você poderá chegar a um ponto em que o Ciclo da Prosperidade esteja funcionando muito melhor do que imaginou. Você estará fazendo mil coisas e passando tempo com pessoas para as quais nunca teve tempo antes. Voltará para a academia. Dormirá bem à noite. Terá mais tempo do que nunca para a família. E estará arrasando no trabalho.

Você está no fluxo. Sente que tem mais tempo para o que mais importa, porque, de fato, tem. Você pode ter medo de admitir em voz alta, mas quase parece que está prosperando.

Mas tudo vai desabar muito mais cedo do que você pensa, a menos que decida não deixar isso acontecer. A boa notícia é que muitas vezes há sinais de alerta de que seu fluxo atual está prestes a ser ameaçado. Aqui está uma lista de algumas das coisas que vão atrapalhar sua bela agenda e fazer seus ritmos do Ciclo da Prosperidade oscilarem:

- crescimento
- uma promoção
- um novo emprego
- um recém-nascido
- novos funcionários
- demissões de funcionários
- viagens
- mudança
- uma alteração na sua saúde
- a perda de um ente querido
- uma crise pessoal
- uma separação
- uma crise na vida de alguém próximo a você
- demissão
- declínio ou mal-estar em sua empresa ou setor
- um novo hobby
- novos amigos
- férias

O que fazer quando a vida inevitavelmente interrompe os planos que você traçou com tanto cuidado? Você não pode contratar mais pessoas ou simplesmente ficar esperando para sair da situação. Em vez disso, precisa tomar a iniciativa.

A maioria das pessoas só muda quando a dor associada ao status quo é maior do que a associada à mudança. Elas passam meses (ou anos) deixando as circunstâncias determinarem seus níveis de estresse e felicidade.

Já as sábias não esperam para se adaptar. Se você perceber que a sobrecarga está chegando, se sentir que está batendo à sua porta, seja proativo. Não espere para afundar antes de recalibrar.

Sua vida e liderança estão mudando constantemente, e sua abordagem precisa seguir o mesmo caminho. Em uma cultura sobrecarregada, é sua agilidade que limita sua capacidade.

Eis algumas práticas que o ajudarão a continuar prosperando, apesar das mudanças nas condições. Depois de entendê-las, não é tão difícil se adaptar de forma rápida e eficaz.

> **Em uma cultura sobrecarregada, é sua agilidade que limita sua capacidade.**

ENTRE EM AÇÃO ASSIM QUE PUDER

Algumas mudanças chegam do nada, mas muitas delas, não. Às vezes, você recebe um aviso quando seu mundo está prestes a ser alterado. Da mesma forma que os futuros pais recebem nove meses antes um aviso prévio de que sua vida está prestes a mudar para sempre, às vezes seu chefe avisa que sua promoção entrará em vigor em um mês, ou você fica sabendo que tem duas semanas até que sua nova filial seja aberta, um ano até se mudar, ou algumas semanas até viajar para a praia e fazer uma pausa. Na verdade, você é prevenido de muitas mudanças que encontrará.

Quando recebe um mínimo aviso prévio que seja, uma das melhores coisas que pode fazer é começar a planejar imediatamente. Reserve algum tempo para antecipar como seus ritmos podem mudar. Talvez agora você veja seu horário das 5h às 8h como o mais produtivo. Mas é provável que sua filha recém-nascida não valorize seu santuário matinal da mesma maneira que você, pelo menos nos primeiros meses. Será que você precisa reduzir suas expectativas, prevendo apenas uma hora de tempo produtivo pela manhã por alguns meses (ou nenhuma, se você for o pai que fica em casa)?

Se novos funcionários estiverem para chegar, não pode fazer a reorganização pendente logo agora, verificando tudo com a equipe e ajudando todos a se ajustarem à mudança inevitável? Contratar novos funcionários também é uma chance de examinar como você gasta seu tempo. Talvez, quando o recém-contratado chegar, você fique com muitos subordinados diretos e possa fazer a troca de relatórios com antecedência.

Prever a mudança sistêmica que precisará fazer será muito melhor do que se simplesmente deixar a mudança acontecer e responder depois ou não responder de forma alguma e ficar se perguntando aonde foi parar sua paz de espírito. Sei que isso pode parecer básico, mas são poucas as pessoas que fazem mudanças antecipadamente. Esperar até que tudo aconteça muitas vezes significa perder sua paz e sua produtividade.

Você pode não prever perfeitamente como será a mudança, e isso é normal. Então, no momento em que ela acontecer e mesmo depois, reajuste as coisas. Transfira outra reunião. Mude o seu dia. Acorde mais cedo. Ou levante mais tarde. Faça o que for preciso para prosperar.

Consertar as coisas antes que elas desandem parece um pouco com fazer manutenção preventiva em um carro.

Alguns anos atrás, comprei um SUV usado e acumulei milhares de quilômetros nele até trocá-lo por um novo. Sendo um louco por limpeza, eu o encerei todos os anos e mantive o interior com aparência de novo, mas o que acontecia era que as pessoas sempre me perguntavam como tinha conseguido rodar tantos quilômetros com ele.

Qual é o segredo para manter um veículo na estrada por tanto tempo? Por mais que eu o encerasse, não era um exterior brilhante que o mantinha funcionando. É simples. Manutenção preventiva. Fiz todos os serviços recomendados no prazo ou mesmo antes. Quer dizer que troquei o filtro de ar antes de entupir. O fluido de câmbio antes que a transmissão começasse a patinar. E o óleo no intervalo recomendado ou até antes.

Consertar algo antes da quebra é muito menos dispendioso do que consertar depois, tanto em questão de tempo quanto de dinheiro. Recuperei muito mais do que as poucas centenas de dólares que gastei todos os anos com manutenção preventiva, por ser capaz de dirigir um SUV confiável por anos a fio, enquanto outros já haviam enviado os seus para o ferro-velho.

A manutenção preventiva da sua vida funciona da mesma forma. Se você previr uma mudança, mova-se. Tomar uma atitude antes que ela ocorra é a melhor maneira de se preparar para quando acontecer. E se você precisar reajustar ou reiniciar tudo após a alteração, não há problema algum.

Isso pode parecer muito teórico, então vamos passar à prática. Quando você vir ou sentir que uma mudança estiver acontecendo, aqui estão cinco perguntas que podem ajudá-lo a agir conforme suas previsões:

1. *O que está prestes a mudar?*
2. *Que oportunidades e obstáculos a mudança provavelmente apresentará?*
3. *O que é mais provável que aconteça com as demandas do meu tempo?*
4. *O que é mais provável que aconteça com meus níveis de energia? (Observação: qualquer mudança que envolva perda ou desencadeie tristeza provavelmente reduzirá seus níveis de energia, pelo menos, temporariamente. Quanto maior a perda, maior será a queda de energia.)*
5. *Que ajustes posso fazer na minha Agenda da Prosperidade agora para me preparar para a nova realidade?*

RECALIBRE... RÁPIDO

Às vezes, você vê que a mudança está por vir, mas muitas vezes, não vê — não será capaz de enxergar o problema até que as coisas entrem em colapso. Quando isso acontecer, e acontecerá com frequência, volte a alguns dos fundamentos do Ciclo da Prosperidade e prepare-se para recalibrar sua Agenda da Prosperidade.

Uma das melhores maneiras de iniciar esse processo é acompanhar como você *realmente* tem gastado seu tempo recentemente. Mesmo que esteja muito mais consciente de como está gastando seu tempo agora do que estava antes de adotar o Ciclo da Prosperidade, às vezes há uma lacuna entre o que pensamos que estamos fazendo e o que realmente estamos fazendo. Por exemplo, muitos executivos e empreendedores costumam dizer às pessoas que elas trabalham de oitenta a cem horas semanais. Na verdade, essa quantia provavelmente está por volta de sessenta. Nós nos enganamos tão facilmente.

Especialmente em um ambiente de transformações rápidas, é fácil você se iludir sobre como está gastando seu tempo e energia.

Fazer uma auditoria do seu tempo para descobrir aonde ele realmente está indo é uma ótima maneira de chegar à verdade. Existem ferramentas digitais e analógicas que o ajudarão a controlar seu gasto de tempo, ou você pode simplesmente anotar em um caderno como gastou cada hora e fazer as contas manualmente. O que funcionar melhor para você.

Da mesma forma, certifique-se de que as horas selecionadas para as Zonas Verde, Amarela e Vermelha ainda estejam corretas. Será que elas mudaram um pouco? Diminuíram? Expandiram? Certifique-se de que o que era verdade ainda o é.

Além disso, observe as demandas de seu tempo — muitas vezes elas aumentam sem que você perceba, ou mesmo as solicitações de seu tempo mudam, tornando mais difícil dizer "não". Com isso, pode ser que esteja na hora de repensar suas categorias (algo que abordamos no Capítulo 7) e descobrir novas maneiras de pensar nas oportunidades.

O crescimento, é claro, é apenas um entre muitos desafios. Mudar da condição de empregado para desempregado, ao lidar com uma temporada de estagnação, com declínio em sua empresa ou setor ou qualquer outra mudança pode ser que o que costumava ser eficaz para você já não é mais.

Quando você se encontrar em uma situação de mudança inesperada, utilize estas oito perguntas para ajudá-lo a diagnosticar o problema:

1. *O que está tomando meu tempo, mas não deveria?*
2. *Preciso de mais tempo para trabalhar em alguma coisa?*
3. *O que está desperdiçando meu tempo?*
4. *Minhas zonas estão mudando?*
5. *Com quem devo começar a me encontrar?*
6. *Com quem eu não deveria mais me encontrar?*
7. *O que está mudando nas minhas solicitações?*
8. *Quais categorias preciso repensar?*

Essas perguntas podem ajudá-lo a recalibrar rapidamente sua Agenda da Prosperidade para se adaptar às suas novas circunstâncias.

HORA DE FAZER AS CONTAS

Uma terceira prática que você pode querer considerar acontece gradualmente e envolve repensar três alocações de tempo. Esses ajustes são úteis porque, à medida que você vive e lidera por mais tempo, suas prioridades, personalidade e preferências continuarão a evoluir. Como resultado, você pode chegar a períodos em que não consegue identificar por que seu Ciclo da Prosperidade não está funcionando como antes. Você apenas percebe que a eficácia diminuiu.

Quando isso acontece (e acontece mesmo), considero útil revisar três índices principais que preveem sua prosperidade futura.

Os três cálculos são:

- a porcentagem de tempo que você passa sozinho e a que passa com os outros;
- a porcentagem de tempo gasto em reuniões;
- a porcentagem de tempo que você passa em casa e a que passa na estrada.

Calcular essas três porcentagens lhe dará uma ideia de como funcionar melhor. Você provavelmente tem uma porcentagem ideal para cada um dos cálculos e, à medida que ultrapassa seus limites, seu nível de estresse aumenta.

A ideia é descobrir uma divisão percentual aproximada para todos os três fatores e, em seguida, projetar sua agenda de acordo com a quantidade de tempo que gastará em cada um dos tópicos no melhor cenário possível. Vamos explorar todos os três adiante.

Cálculo 1: Tempo sozinho e tempo com os outros

Se você observar como gasta todo o seu tempo, independentemente da zona em que está (Verde, Amarela ou Vermelha), ele se divide basicamente em duas categorias: tempo gasto sozinho e tempo gasto com outras pessoas. A questão é: quanto tempo gastar em cada uma? A resposta, eu sugiro, é a combinação, seja ela qual for, necessária para a sua prosperidade.

Os extrovertidos, é claro, geralmente reabastecem e ganham energia estando com os outros. Se os jogar em uma festa, eles se iluminarão de alegria, curtindo genuinamente a interação com outras pessoas. No caminho para casa, eles pensarão em como a noite foi incrível. Se os deixar sozinhos em uma sala, sua bateria descarrega rapidamente. Eles mal podem esperar para voltar à companhia dos outros.

Os introvertidos, por outro lado, tendem a se reabastecer e ganhar energia ficando sozinhos. Se os jogar na mesma festa da situação anterior, eles podem se afastar para um canto, felizes por estarem sozinhos e torcendo para que possam sair em breve do evento. Ou podem procurar a pessoa que conhecem melhor e passar a noite toda interagindo com ela. Mas se os deixar sozinhos em uma sala, eles sentirão sua energia aumentar.

Você faz alguma ideia de qual o descreve melhor?

Como a introversão e a extroversão mudam com o tempo, já estive nos dois extremos do espectro, então sei como é ganhar energia das pessoas e encontrá-la sozinho.

Sou naturalmente extrovertido e, até os 40 anos de idade, recebi energia como a maioria dos extrovertidos — de outras pessoas. Por volta dos 40 anos, porém, notei uma mudança no meu reabastecimento energético — comecei a desejar um tempo sozinho. Desde que me recuperei do burnout, a solitude tornou-se mais um oásis do que qualquer outra coisa para mim.

Se você acertar a fórmula que combina o tempo com os outros e o sozinho, poderá estender sua Zona Verde. Se estou sozinho ininterruptamente, minha Zona Verde pode durar até cinco horas. Se estou em reuniões, tenho sorte se passar três horas altamente energizado. Se você estiver se encontrando com as pessoas erradas em sua Zona Verde, o resto do dia pode mudar para a Vermelha quase instantaneamente. Não há certo ou errado aqui, é apenas questão de se conscientizar. E aí, como você se reabastece?

É esse tipo de observação e autoconsciência que pode ajudá-lo muito mais do que imagina. Preste atenção na influência de suas interações com os outros na sua energia e seu humor. Obviamente, todos nós precisamos combinar os dois extremos. Solidão e isolamento corroem a alma de muitos líderes. Mas lidar com pessoas o tempo todo também pode ser profundamente estressante. Então, qual é a sua combinação ideal? Hoje em dia, a minha é cerca de 60% sozinho e 40% com as pessoas. Cinco anos atrás, era 70% sozinho e 30% com outras pessoas. Vinte anos atrás, pode ter sido 20% sozinho e 80% acompanhado. Não importa qual a sua combinação, o que mais importa é que você a conheça.

Aqui estão cinco perguntas que podem ajudá-lo a determinar sua combinação:

1. *Como me sinto depois de conhecer as pessoas "certas"?* (Observação: pessoas que drenam estão sempre drenando. Consulte o Capítulo 9.)
2. *Quantas horas consigo passar acompanhado sem ficar cansado?*
3. *Como faço o meu melhor trabalho — sozinho ou colaborativamente?*
4. *Quanto tempo consigo ficar sozinho até quebrar o silêncio e entrar em contato com os outros?*
5. *Quando estou trabalhando de forma otimizada, quanto contato com as pessoas está envolvido?*

Sei que não há respostas simples para isso, mas refletir sobre essas perguntas durante um período pode ajudá-lo a ajustar sua porcentagem. Quando você chegar perto da porcentagem ideal, vai gostar de se encontrar com pessoas *e* de ficar sozinho.

E aí, qual você acha que é a sua combinação de tempo sozinho e acompanhado? 50/50? 80/20? 70/30? 30/70? A melhor resposta é a combinação, seja ela qual for, que o faça progredir. Depois de descobri-la, ajuste sua Agenda da Prosperidade de acordo com isso.

Cálculo 2: Tempo gasto em reuniões

Se tem uma coisa de que os líderes reclamam é de acharem que fazem reuniões demais. Quando um título como *Death by Meeting* [*Assassinado por Reuniões*, em tradução livre] continua a ser um best-seller nos Estados Unidos (obrigado, Patrick Lencioni), fica claro que as reuniões incomodam bastante gente.

Embora conduzir reuniões melhores possa ajudá-lo a resolver parte do problema, você também verá que há um fator matemático em jogo nas reuniões, semelhante ao da combinação do tempo gasto sozinho e o gasto com os outros. A maioria de nós tem um número máximo de horas que podemos gastar em reuniões, após o qual elas começam a nos afetar de maneira nociva.

Eu faço meu melhor no trabalho e aproveito minha vida ao máximo quando passo cerca de 40% do meu tempo de trabalho participando de reuniões e 60% trabalhando sozinho ou me correspondendo com outras pessoas fora das reuniões oficiais. Até consigo estender a quantidade de tempo gasto em reuniões para 50% do total, fazendo um intervalo durante os períodos de pico, mas, quando ultrapasso isso por mais de uma semana, me vejo vivendo em um ritmo esgotador.

Outra maneira de abordar essa questão, principalmente à medida que a maior parte do trabalho tem se tornado virtual, e temos passado nossos dias olhando para câmeras e telas, é simplesmente refletir se você tem um limite máximo de reuniões semanais. Como compartilhei anteriormente, meu limite atual é quinze reuniões por semana. Acima disso, fico cansado, agitado e muito menos produtivo.

Novamente, cada um com seu número. Mas reserve um tempo para descobrir sua proporção ideal e talvez atingir seu limite e ajuste sua Agenda da Prosperidade de acordo com isso.

No mundo real, você nem sempre conseguirá ficar na proporção ideal ou abaixo do limite. Mas mesmo sabendo disso, essa descoberta pode ser útil porque pode alertar, com antecedência, você, sua equipe e até mesmo sua família de que uma determinada semana ou mês será desafiador, e então você poderá se preparar para isso.

Aqui estão três perguntas para ajudá-lo a discernir suas proporções dos limites de reunião:

1. *Quantas reuniões posso realizar por dia sem ficar cansado?*
2. *Quantas reuniões por semana posso fazer sem me sentir esgotado?*
3. *De quantas reuniões posso participar sem comprometer meu trabalho e precisar ficar até tarde ou chegar cedo para terminar minhas tarefas mais importantes no prazo?*

Embora você possa não ter liberdade para reparar seu ritmo de reuniões, qualquer ajuste que possa fazer para otimizar o tempo gasto nas reuniões já é um passo na direção certa.

Cálculo 3: Tempo em casa e tempo na estrada

Talvez você viaje apenas uma vez por ano nas férias. Nesse caso, pode passar para o próximo capítulo, nosso último juntos. Mas muitas pessoas viajam muito mais do que isso. Não precisa ser nada exótico ou envolver aeroportos. Talvez você nem saia do carro, ou cubra uma região, vá de loja em loja ou gerencie as vendas de cinco estados. Esse tópico não tem nada a ver com a distância ou o glamour das suas viagens, mas tudo a ver com a frequência com que fica em um local definido e na estrada. Assim que você começa a viajar durante a noite ou perder o café da manhã e o jantar em casa por causa da viagem, isso se torna algo que você precisa monitorar se quiser prosperar.

Da mesma forma que você tem um limite de eficácia nas reuniões, provavelmente também tem uma quantidade máxima de tempo que pode passar na estrada antes que tudo se torne contraproducente.

Conheço líderes que não se importam de estar na estrada duzentos dias por ano. Tenho outros amigos que flertaram com muitas viagens no início de suas carreiras, mas decidiram que, para prosperar, queriam ficar longe de casa apenas algumas semanas por ano.

Novamente, não há uma resposta mágica aqui, o que existe é a *sua* resposta. Se estiver na estrada, qual é a sua combinação ideal? Considerando que quase todas as viagens nos cansam, as cinco perguntas a seguir podem ajudá-lo a descobrir sua proporção ideal. Se sua resposta a todas elas for "não" ou "não muito", provavelmente você está gastando mais tempo do que o ideal na estrada. Reduza o ritmo de acordo com as respostas.

1. *Quando penso na minha próxima viagem, fico animado para pegar a estrada?*
2. *Consigo fazer tudo que é importante no trabalho apesar da minha viagem?*
3. *Sou capaz de manter minha frequência atual de viagens e liderar bem minha equipe no escritório?*
4. *Sou capaz de manter minha frequência atual de viagens e levar uma vida familiar relevante e rica?*

5. *Consigo viajar na minha frequência atual de viagens e ainda me manter altamente energizado para o trabalho que preciso fazer?*

Às vezes você se surpreende ao longo do caminho. Tendo viajado muito antes do fechamento das fronteiras com a Covid-19 em 2020, eu teria respondido sim à maioria dessas perguntas. Mas ficar de castigo por mais de um ano me mostrou que, na verdade, gosto de estar em casa muito mais do que pensava. Além disso, pude estar muito mais focado e disponível para minha equipe. Com base no que aprendi com meu castigo involuntário durante a Covid-19, agora estou viajando muito menos.

CONTINUE AJUSTANDO

Sua combinação em todas as três categorias será única, mas conhecer as condições que o ajudam a se desenvolver o tornará mais capaz de projetar sua agenda ideal e prosperar.

A boa notícia é que todas essas ferramentas e habilidades que você está aprendendo se tornam mais familiares e naturais com o passar do tempo. Logo elas se tornarão tão confortáveis quanto uma roupa favorita. Sua equipe também se acostumará com os novos padrões e ficará ainda melhor em fazer as perguntas certas. Eles melhorarão a arte de dizer "não" para você, bem como a de recusar as coisas por você. Já é bastante rotineiro para minha equipe me dizer: "Seu mês de janeiro já está no limite. Você não pode pegar mais nada." Agora percebo muito melhor que todos temos limites, dando à equipe dias extras de folga após uma temporada pesada e usando a estrutura que abordamos no livro para perceber se nossos funcionários estão no limite, se está na hora de contratar novas pessoas — porque exigir ainda mais à minha equipe atual realmente os empurraria para a Espiral do Estresse.

Como empregador, você não vai querer funcionários perpetuamente estressados. O trabalho depende deles e, quando estão prosperando, sua empresa também está. Portanto, ajustes periódicos e conversas regulares sobre esses princípios melhoram todos, bem como sua organização.

E agora você também sabe que, se por algum motivo você não estiver prosperando, simplesmente se reajuste.

Você aprendeu muitos métodos para viver hoje de uma maneira que o ajudará a prosperar amanhã. Mas fazer o que você faz de melhor quando está no seu melhor tem um benefício final sobre o qual ainda não falamos — possivelmente o melhor benefício de todos. Então, vamos tratar disso adiante.

UM RESUMO DO CAPÍTULO 11

+ *Estresse* é um palavrão bom. Nossa cultura o odeia, mas prospera com ele. Como resultado, a atração do estresse é quase gravitacional. Ele é uma medalha de honra na vida que todo mundo está levando, feito hamsters presos na rodinha.

+ Você não pode contratar mais pessoas ou simplesmente ficar esperando para sair da situação. Em vez disso, você precisa tomar a iniciativa.

+ É sua agilidade que limita sua capacidade.

+ Se você prever uma mudança, mova-se. Fazer algo antes que ela aconteça é a melhor maneira de estar pronto quando acontecer.

+ Com o tempo, ajuste as três porcentagens principais que o ajudarão a prosperar: a porcentagem de tempo gasto sozinho em relação à do gasto com outras pessoas, a porcentagem de tempo gasto em reuniões e a porcentagem de tempo gasto na estrada em relação à do gasto em casa.

+ Como empregador, você não vai querer funcionários constantemente estressados. O trabalho depende deles e, quando estão prosperando, sua empresa também está.

× × ×

CAPÍTULO 12

SUA VERSÃO DO FUTURO MANDOU UM "OI"

*Não é Apenas o que Você Faz Que Importa,
Mas Também Quem Está Se Tornando*

> Nossa vida consiste, pelo menos para aqueles que atingem a maioridade, em grande parte, senão na totalidade, naquilo que nos tornamos interiormente.
>
> — *Dallas Willard*

Olhe, você conseguiu! Escapou do vórtice gigante que é a Espiral do Estresse e aprendeu a ficar fora dele. Você está vivendo hoje de uma maneira que o ajudará a prosperar amanhã, fazendo o que faz de melhor quando está no seu melhor.

Seu Relógio de Energia e sua Agenda da Prosperidade são bem ajustados, e você passa pelas Zonas Verde, Vermelha e Amarela dia após dia. Você tem uma noção muito melhor do seu talento, sabe melhor em quem deve investir seu tempo e como dizer "não" (de um jeito legal), como um profissional.

Os níveis de dopamina e a profunda satisfação continuarão ao colocar seus filhos na cama todas as noites, dormir tranquilamente, realizar mais em menos tempo no trabalho, escrever aquele livro, lançar aquele podcast ou treinar para aquela maratona, seu peso diminuindo lentamente. Você se juntará à lista crescente de pessoas que estão recuperando suas vidas e sua liderança. O progresso pode ser profundamente motivador.

Mas há outra motivação, uma que o manterá engajado não apenas por meses ou anos, mas talvez por toda a sua vida. Se você se pergunta se uma longa obediência na mesma direção — os ajustes regulares, as recalibragens e a perseverança necessários para tornar o Ciclo da Prosperidade um guia vitalício — vale a pena, quero que você se imagine, não amanhã ou no próximo mês, mas daqui a alguns anos. Talvez daqui a algumas décadas. Imagine o seu futuro aos 50, 65 ou 85 anos de idade, se puder estender sua imaginação até esse ponto.

Estou há uma década e meia em minha jornada com o Ciclo da Prosperidade. Não é como se eu já não sentisse mais estresse. Sinto, sim. Mas em um grau bastante reduzido comparado aos meus 30 anos, quando os danos da Espiral do Estresse me levaram ao burnout. Uma década e meia adotando as estratégias deste livro produziram um trabalho muito melhor em mim — não que esteja finalizado (estamos todos em processo), mas é um trabalho com o qual estou muito mais feliz, assim como aqueles ao meu redor. Estar no seu melhor é, até certo ponto, o que você realiza, mas, de maneira muito mais profunda, é criar o espaço necessário para se concentrar em quem está se tornando. Foi isso que me motivou a escrever este livro — apresentar uma visão do você do futuro daqui a alguns anos ou até mesmo décadas.

Muitas das histórias de estresse e momentos difíceis que ilustram este livro são tiradas de minha juventude, quando eu era novo na liderança, e meus filhos eram pequenos. Então deixe-me atualizá-lo da minha situação atual.

Recentemente, eu estava dirigindo na estrada com meu filho mais novo, que agora tem 20 e poucos anos. Estávamos indo para o Sul, em direção ao centro de Toronto, e ele me perguntou: "Pai, você tem alguma ideia do porquê não gostava tanto de acampar quando éramos crianças?"

Uma boa pergunta.

Costumávamos acampar muito quando as crianças eram mais novas porque era barato e porque minha família *adorava*. Eu, nem tanto. Durante anos, detestei tudo relacionado a acampamentos. Era a última coisa que queria fazer nas férias. O que eu mais detestava em acampar era o pouco controle que eu, maníaco por controle, tinha sobre o ambiente. Apesar de ter um 1,82m não sou muito esportivo ou habilidoso. Não sei lá muito bem como cortar lenha. Armar uma tenda é um mistério. Não sei amarrar aqueles sacos de dormir que têm tiras de cadarço, porque eles pulam para fora assim que você aperta a amarração. Acima de tudo, o meu eu louco por limpeza não gosta de chuva e nem de lama. Sempre que acampávamos, chovia. Sobre a nossa tenda. Dentro da nossa tenda. Embaixo da nossa tenda. No meu saco de dormir. Embaixo da lona onde estávamos tentando jantar. Na fogueira.

A última vez que acampei com minha família quando meus filhos eram pequenos, choveu tanto que coloquei todos no carro, deixei nossas coisas no local para os ursos comerem, tive um ataque de raiva típico de uma criança de 2 anos de idade e dirigi para casa no escuro, fiquei de mau humor durante toda a viagem.

Eu detestava tanto acampar que até enquadrei isso como uma questão teológica. Se Deus nos fez inteligentes o suficiente para inventar a eletricidade e viver dentro de casa, voltar para a floresta não é ser infiel?

Exatamente.

Então, esse foi o fim da minha carreira de acampante. Até pouco tempo atrás.

Nesse ínterim, minha família nunca desistiu de acampar. Eles, compreensivelmente, simplesmente pararam de me convidar. Agora que meus filhos estão na casa dos 20 anos, eles me perguntaram se eu tentaria acampar novamente algum dia.

Recentemente, meu filho e sua namorada presentearam minha esposa, Toni, com um fim de semana de acampamento com os dois no Dia das Mães. Enquanto eles planejavam a viagem, fiz algo que nunca pensei que faria. Perguntei se eu poderia ir também.

A motivação? Passar alguns dias ininterruptos com minha esposa e filhos adultos é uma proposta atraente, mesmo que envolva algum sofrimento potencial para mim.

Meu filho, lembrando-se bem da pouca maturidade do pai na floresta, estipulou uma regra: "Pai, se você vai vir, não pode reclamar. Não importa o que aconteça."

Eu aceitei o desafio.

Acampar em perfeitas condições levaria a poucas reclamações. Tive é que me preparar para as condições imperfeitas. Então, durante semanas, pensei em como seria se não estivesse ensolarado e quente.

Acontece que foi uma boa ideia.

O tipo de acampamento que minha família faz hoje em dia envolve sair da zona de conforto. Sem trailers. Sem eletricidade. Sem chuveiros. Sem água corrente. Você coloca tudo nas costas e em uma canoa, depois rema quilômetros para encontrar o local ideal.

Tivemos que remar e transportar as canoas (o que envolvia carregá-las pela terra firme até alcançar o próximo leito d'água) por 8 quilômetros para chegar ao nosso acampamento. Isso dá cerca de quatro horas de caminhada. Quinze minutos depois de remar no primeiro lago, ouvimos um trovão. Minutos depois, começou a chover. Nós paramos na margem e buscamos abrigo sob uma árvore não muito alta enquanto trovões e relâmpagos caíam ao nosso redor, e voltamos para o lago depois que a tempestade passou. Os raios podiam ter passado, mas a chuva, não. Estávamos encharcados.

Transportar as canoas (havia três) era, digamos, para experts. E não sou um expert em acampamentos. Lá fomos nós, carregando canoa e equipamento sobre pedras, tocos, raízes e lama para o próximo lago, até que chegamos ao local onde montamos o acampamento.

Ao longo de nossa caminhada de três dias, tivemos um dia ensolarado, mas o resto foi só chuva. Uma viagem bate e volta que fizemos foi encurtada por causa das seis travessias adicionais que ninguém tinha percebido que eram mais longas e desafiadoras do que pareciam ser no mapa. Quando finalmente saímos do parque como programado, a chuva voltou na hora certa e remamos três horas e meia de volta ao carro, encharcados mais uma vez.

Adivinha? Eu não reclamei.

Surpreendentemente, eu até gostei.

Na verdade, estou planejando ir *novamente*.

Então... o que mudou?

Eu mudei.

No carro naquele dia, enquanto analisava meu desdém anterior por acampamentos, eu disse a meu filho que me sentia mal equipado para a vida e a liderança aos 30 anos de idade, que, apesar de todo o sucesso externo, eu me sentia como que desmoronando internamente. Por vezes até com lágrimas nos olhos, disse aos meus filhos o quanto me arrependo de ter sido o pai ansioso, chateado e frustrado que fui quando eles eram mais novos.

Conversamos sobre as mudanças em minha vida nos últimos quinze anos, como descobrir de que forma viver em um ritmo mais sustentável me deixou em um estado de espírito muito melhor — que eu gostaria que ele tivesse conhecido quando tinha 4 anos.

Algumas pessoas dizem que não se arrependem de nada. Bem, eu me arrependo.

Não consigo recuperar aqueles primeiros anos. Mas posso viver de maneira diferente daqui para a frente. Então, conversamos sobre isso... finalmente.

E sentado perto da fogueira, olhando para o lago e as estrelas, eu me senti grato. Tinha gratidão por ter podido ir com minha família a um lugar que não escolhi e aproveitar.

Fazer o que faço melhor quando estou no meu melhor me ajudou a melhorar minha comunicação. Entender minhas zonas me ajudou a fazer muito mais em muito menos tempo e a dar entrada em meu propósito com alegria e convicção.

> **No final das contas, quem você está se tornando é muito mais importante do que o que está fazendo.**

Mas nada disso se compara à mudança de caráter que está acontecendo. Ao casamento muito melhor. Aos relacionamentos mais profundos com meus filhos agora adultos. Ao tempo que passo fazendo oração e lendo as Escrituras todas as manhãs. À paz que atingi em relação a quem eu sou e quem fui feito para ser. Aos hobbies, às amizades e ao descanso de que desfruto todos os dias.

No final das contas, quem você está se tornando é muito mais importante do que o que está fazendo.

É hora de dar entrada no futuro. Você vai amar a pessoa que conhecerá.

UM RESUMO DO CAPÍTULO 12

- Fazer o que você faz melhor quando está no seu melhor é a melhor maneira de escapar da Espiral do Estresse e viver hoje de uma maneira que o ajudará a prosperar amanhã.
- A dopamina liberada pelo progresso é motivadora, mas a formação e o crescimento do caráter motivam de maneira mais profunda.

✚ Fazer o que você faz melhor quando está no seu melhor se resume, até certo ponto, ao que conquista, mas, em um nível muito mais profundo, trata-se de criar o espaço necessário para se concentrar em quem você está se tornando.

✚ Quem você está se tornando é muito mais importante do que o que está fazendo.

× × ×

GLOSSÁRIO

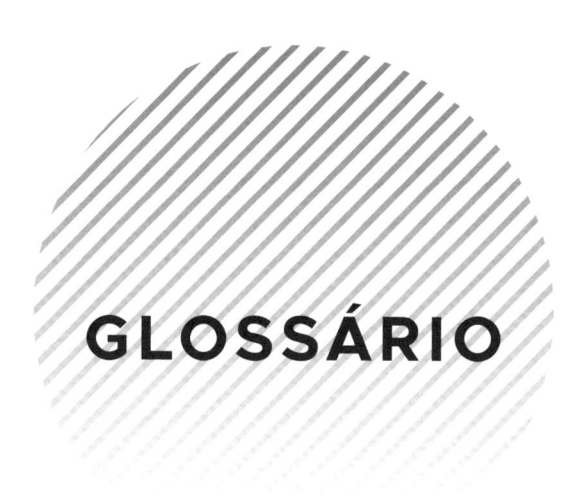

Aqui está um breve guia de referência para alguns dos termos exclusivos usados em *O Seu Melhor*.

Zona Verde: As de três a cinco horas diárias em que sua energia está alta, sua cabeça, fresca, seu foco, aguçado, e fica fácil pensar e imaginar, contribuir e criar.

Zona Amarela: As horas do dia em que sua energia e eficácia são moderadas. Você não está nem no seu melhor nem no seu pior, mas, no meio dos dois.

Zona Vermelha: Aquelas horas do dia em que sua energia está baixa, você tem dificuldade em prestar atenção e acha difícil produzir *qualquer* trabalho significativo.

Espiral do Estresse: O modo de vida padrão para a maioria das pessoas em que o tempo não focado, a energia não aproveitada e as prioridades sequestradas as sobrecarregam, deixando-as cheias de compromisso e fazendo-as trabalhar além da conta.

Ciclo da Prosperidade: Um ciclo virtuoso no qual o tempo focado, a energia aproveitada e as prioridades realizadas ajudam as pessoas a fazer o que fazem de melhor quando estão no seu melhor, o que as faz levar uma vida hoje que as ajudará a prosperar amanhã.

Agenda da Prosperidade: Uma agenda que reflete suas decisões prévias sobre como gastar seu tempo profissional e pessoal, expressas em compromissos repetidos consigo mesmo, semana após semana, ano após ano.

NOTAS

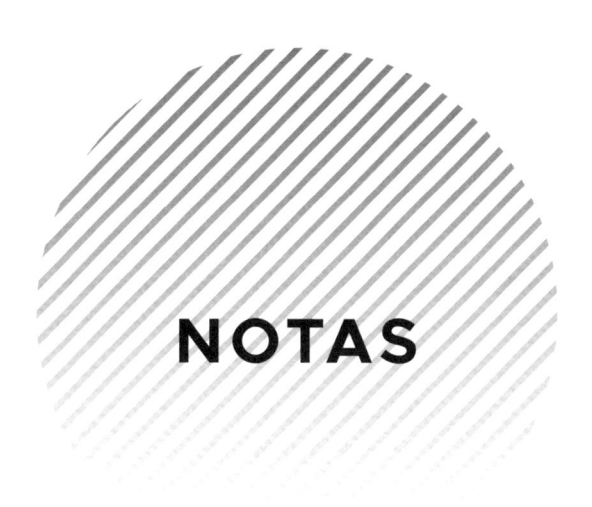

Introdução

1. PENDELL, Ryan, "Millennials Are Burning Out". *Gallup*, 19 de julho de 2018. Disponível em: https://www.gallup.com/workplace/237377/millennials-burning.aspx.

Capítulo 1: Construa uma Vida da Qual Você Não Queira Fugir

1. YARIBEYGI, Habib. *et al.*, "The Impact of Stress on Body Function: A Review", *EXCLI Journal* 16 (2017): 1057. Disponível em: http://www.ncbi.nlm.nih.gov/pmc/articles/PMC5579396/pdf/EXCLI-16-1057.pdf.

2. "Stress Effects on the Body", *American Psychological Association*, 1º de novembro de 2018. Disponível em: www.apa.org/helpcenter/stress-body; Yaribeygi *et al.*, "Impact of Stress".

Capítulo 3: Dá Tempo, Sim

1. MCKEOWN, Greg. *Essentialism: The Disciplined Pursuit of Less* (Nova York: Crown Business, 2014), 31. Publicado no Brasil com o título *Essencialismo: A Disciplinada Busca por Menos* (Rio de Janeiro: Sextante, 2015).

Capítulo 4: Encontre Sua Zona Verde

1. PINK, Daniel H. *When: The Scientific Secrets of Perfect Timing* (Nova York: Riverhead Books, 2018), p. 28. Publicado no Brasil com o título *Quando: Os segredos científicos do timing perfeito* (Rio de Janeiro: Objetiva, 2008).
2. DIAZ-ORTIZ, Claire, "Claire Diaz-Ortiz on How to Find Success on Social Media, the Early Days and Current Mood on Social, and Tips for Entrepreneurial Parents", entrevista com Carey Nieuwhof. *The Carey Nieuwhof Leadership Podcast*, episódio 324, 26 de fevereiro de 2020. Disponível em: https://careynieuwhof.com/episode324.
3. NEWPORT, Cal, *Deep Work: Rules for Focused Success in a Distracted World* (Nova York: Grand Central, 2016), p. 150. Publicado no Brasil com o título *Trabalho Focado: Como Ter Sucesso em um Mundo Distraído* (Rio de Janeiro: Editora Alta Books, 2018). Newport citou o trabalho de Anders Ericsson e seus colaboradores.
4. PINK, D. H. *When: The Scientific Secrets of Perfect Timing* (Nova York: Riverhead Books, 2018), p. 53, 70 e 71. Muitos hospitais e centros cirúrgicos, tendo percebido essa tendência, desenvolveram protocolos para combatê-la, criando até pausas de vigilância para reorientar todos os funcionários, o que é louvável. Ainda assim, se você conseguir o agendamento das 9 horas...

Capítulo 5: Faça o Que Você Faz de Melhor

1. Agradeço a Andy Stanley pela definição de *dons*.
2. *CARRUAGENS DE FOGO*. Dirigido por Hugh Hudson. Enigma Productions, Allied Stars, 1981.
3. Vale a pena se fazer a famosa pergunta de Gary Keller "Qual é a ÚNICA Coisa que posso fazer que, tendo a feito, todo o resto se torne mais fácil ou desnecessário?" de vez em quando, especialmente se você ficar preso pensando no que é mais importante. KELLER, Gary, *The ONE Thing: The Surprisingly Simple Truth Behind Extraordinary Results* (Austin: Bard, 2013), p. 112. Publicado no Brasil com o título *A Única Coisa: A Verdade*

Surpreendentemente Simples Por Trás de Resultados Extraordinários (Rio de Janeiro: Sextante, 2021).

4. GLADWELL, Malcolm, *Outliers: The Story of Success* (Nova York: Little, Brown, 2008), capítulo 2. Publicado no Brasil com o título *Fora de Série — Outliers: Descubra Por Que Algumas Pessoas Têm Sucesso e Outras Não.* (Rio de Janeiro: Sextante, 2008).

5. SÊNECA, *On the Shortness of Life* (c. AD 49). *In: Dialogues and Letters* (Londres: Penguin Books, 1997), p. 69. Publicado no Brasil com o título *Sobre a Brevidade da Vida.*

Capítulo 6: Zona Amarela, Zona Vermelha e Outros Problemas da Vida Real

1. Obviamente, se você é recepcionista, trabalha em um restaurante ou no varejo, ou é um trabalhador braçal, pode ser que lhe sejam prescritas quarenta horas de trabalho. Mas mesmo assim, você ainda tem 128 horas semanais. Como Henry Cloud disse no subtítulo de seu livro, é possível ter um comando absurdo sobre a sua vida. CLOUD, Henry, *Boundaries for Leaders* (Nova York: Harper Business, 2014), Publicado no Brasil com o título: *Limites Para Líderes: Resultados, Relações e Estar Absurdamente no Comando* (Rio de Janeiro: Editora Alta Books, 2014).

2. Para saber mais sobre a criação de um local de trabalho flexível, consulte os recursos que criei para empregadores e funcionários em www.LeadABetterTeam.com [Conteúdo em inglês].

Capítulo 7: Sequestradas

1. COVEY. Stephen. R., *The 7 Habits of Highly Effective People: Powerful Lessons in Personal Change (*Nova York: Free Press, 2004), Hábito 3. Publicado no Brasil com o título *Os 7 Hábitos das Pessoas Altamente Eficazes* (Rio de Janeiro: Best Seller, 2017).

2. JOBS, Steve. *I, Steve: Steve Jobs in His Own Words,* ed. George Beahm (Evanston, IL: B2 Books, 2011), p. 43.

NOTAS

Capítulo 8: Livre de Distrações

1. WINNICK, Michael, "Putting a Finger on Our Phone Obsession", *Dscout*, 16 de junho de 2016. Disponível em: https://dscout.com/people-nerds/mobile-touches.

2. EYAL, Nir. *Indistractable: How to Control Your Attention and Choose Your Life* (Londres: Bloomsbury, 2020), p. 12. Publicado no Brasil com o título *Indistraível: Como Dominar sua Atenção e Assumir o Controle de sua Vida* (São Paulo: AlfaCon, 2019).

3. SIMON, Herbert. A., "Designing Organizations for an Information-Rich World". *In*: GREENBERGER, M. (ed.). *Computers, Communications, and the Public Interest* (Baltimore: Johns Hopkins Press, 1971), p. 37–72.

4. MARK, Gloria, "Worker, Interrupted: The Cost of Task Switching", entrevista por Kermit Pattison, *Fast Company*, 28 de julho de 2008. Disponível em: www.fastcompany.com/944128/worker-interrupted-cost-task-switching.

5. NEWPORT, C. *Deep Work: Rules for Focused Success in a Distracted World* (Nova York: Grand Central, 2016), p. 6, 14. Publicado no Brasil com o título de *Trabalho Focado: Como Ter Sucesso em um Mundo Distraído* (Rio de Janeiro: Editora Alta Books, 2018).

6. STODOLA, Sarah. *Process: The Writing Lives of Great Authors* (Nova York: Amazon, 2015), p. 86. Agradecimento especialmente ao meu editor Eric Stanford por ter me informado este fato glorioso sobre Nabokov.

7. Se você estiver esperando uma mensagem de texto ou telefonema urgente de alguém que não passará pelo seu filtro, basta desligar o modo "Não Perturbe" por um breve período, atender a ligação e, em seguida, reativá-lo.

8. NIETZSCHE, Friedrich. *Twilight of the Idols,* trad. Duncan Large; 1889; reimpressão (Oxford: Oxford University Press, 1998), p. 9. Publicado no Brasil com o título *Crepúsculo dos Ídolos*.

9. CONNLEY, Courtney, "LeBron James Reveals the Nighttime Routine That Helps Him Perform 'at the Highest Level'". CNBC, 23 de dezembro de 2018. Disponível em: www.cnbc.com/2018/12/21/lebron-james-reveals-the-nighttime-routine-that-sets-him-up-for-success.html.

10. PELINKA, Rob, "Rob Pelinka, L.A. Lakers' GM on Swimming with Great White Sharks with Kobe Bryant, Building a World Championship Team, and How Humility Can Transform Egos and Talent", entrevistado por Carey Nieuwhof. *The Carey Nieuwhof Leadership Podcast,* episódio 393, 25 de janeiro de 2021. Disponível em: https://careynieuwhof.com/episode393.

Capítulo 9: E as Pessoas?

1. TOWNSEND, John, *People Fuel: Fill Your Tank for Life, Love, and Leadership* (Grand Rapids, MI: Zondervan, 2019), p. 200.
2. Um eneagrama 2, por exemplo, se encaixaria nessa descrição. Ver I. M. Cron e S. Stabile, *The Road Back to You: An Ennea-gram Journey to Self-Discovery* (Downers Grove, IL: IVP Formatio, 2016). Publicado no Brasil com o título *Uma Jornada de Autodescoberta: O Que o Eneagrama Revela Sobre Você* (São Paulo: Mundo Cristão, 2018).
3. DUNBAR, Robin, *How Many Friends Does One Person Need? Dunbar's Number and Other Evolutionary Quirks* (Cambridge, MA: Harvard University Press, 2010), p. 33.
4. Ibid., p. 24, 26–28, 32 e 33. Comece a procurar por esses padrões numéricos e você começará a vê-los em todos os lugares, desde em equipes de executivos e de liderança (de três a dez), séries de comédia (o número de personagens com os quais você estabelece alguma conexão), até igrejas (uma congregação média tem uma membresia inferior a 150).
5. Ibid., p. 34.
6. Ibid., p. 21.

Capítulo 10: A Grande Sincronização

1. HEMINGWAY, Ernest, "Ernest Hemingway, The Art of Fiction No. 21", entrevista por George Plimpton, *Paris Review,* nº 18 (Primavera de 1958). Disponível em: www.theparisreview.org/interviews/4825/the-art-of-fiction-no-21-ernest-hemingway.

ÍNDICE

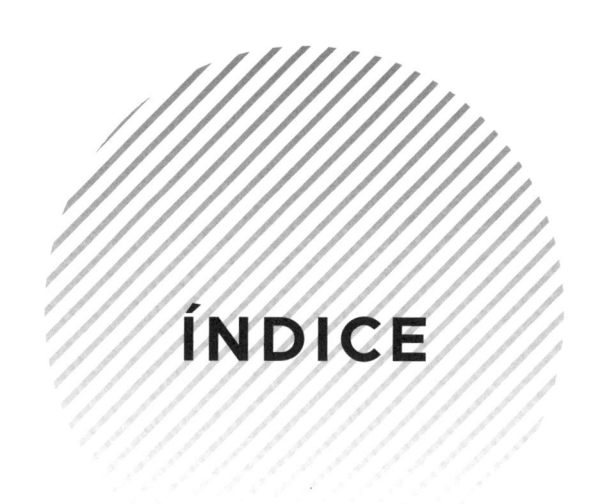

A

agenda, 21, 56
   Agenda da Prosperidade, 38, 167, 183, 199
   armadilha do espaço em branco, 167
   gerenciamento da, 95
   reuniões, 71
agilidade x capacidade, 187
ajustes regulares, 200
ambiente
   de transformações rápidas, 190
   ideal, 132
ansiedade, 13
arrependimento, 115
arte de dizer "não", 118
   dominar a, 126

ataques de pânico, 13
atenção, era da economia da, 131
autoconsciência, 36, 70, 193

B

Buffett, Warren, 78
burnout, 90, 102, 140, 184, 200
   epidemia de, 3
   livre do, 38
   teste de, 13

C

caixa(s) de entrada, 20, 46–48, 113
categoria(s), 114, 125
   de pessoas, 147
   repensar suas, 190

coisa(s)
  certa a se fazer, 125
  erradas, 116
  significativas, 118
compromisso, 157
concentração, 134
  em cinco coisas, 116
conexão mente-corpo, 138
controle, 97, 201
  de sua agenda, 169
Covey, Stephen, 114
Covid-19, 122, 197
curva de aprendizado plana, 148. *Consulte* Townsend, John

D

decisão(ões), tomada de, 96, 122–126
Diaz-Ortiz, Claire, 61
disciplina, 31, 85
distração(ões), 28, 129
  é cara, 131
  eliminar, 34, 130
  transtorno de deficit de atenção, 131
dom, 79–92, 96, 138

Dunbar, Robin, 152

E

eficácia, 66–69, 100, 178
  aumento da, 31
Eliot, George, 7
empatia, 120
encontros energizantes, 151
energia, 18, 33, 70, 90, 183
  não potencializada, 29
  oscilação da, 60
  zonas de, 96
Energia, Relógio de, 63, 172, 199
engajamento, 21, 45
equipe alinhada e conectada, 117
escassez cria valor, 121
estratégia(s), 183
  intencional, 20
  sólida e comprovada, 40
estresse, 65, 184
  definição, 12
  padrões, 31
Estresse, Espiral do, 27, 45, 90, 180, 197
  fora da, 199

sair da, 102
existência significativa, 35
experiência compartilhada, 37
Eyal, Nir, 131

F
flexibilidade, 135
foco, 119, 133. *Consulte* ambiente ideal
    reorientação do, 32
    restringir seu, 126
Ford, Henry, 104
fuga, 10–17

G
Gênesis, 146
Gladwell, Malcolm, 87
Goldman, William, 93
Gregorek, Jerzy, 109

H
habilidade(s), 89, 197
    altamente desenvolvidas, 90
    de nível especializado, 184
hábito(s), 18, 27–39, 134
    mudar seus, 102
    pessoais, 31
Hemingway, Ernest, 170
Hoffer, Eric, 129
holística, pensar de maneira, 175
humor, 64–69, 193
    distúrbios de, 12

I
inteligência emocional, 36
interações humanas, 65, 146, 192
interrupções, 22, 28–34, 129

J
James, LeBron, 140
Jobs, Steve, 54, 119, 139

K
Kierkegaard, Søren, 25

L
Lencioni, Patrick, 194
Lewis, C. S., 143
liberdade, 20, 25, 93, 167
    tamanho da sua, 99
Liddell, Eric, 83
liderança, 19, 36, 118, 151, 200

ÍNDICE

limite(s), 12, 49, 67, 103
   mais saudáveis, 37
   são cognitivos, 152

M

manutenção preventiva da sua vida, 189
margem, 36–38
McKeown, Greg, 56
medo, 119, 125, 138
Miller, Donald, 134
mudança(s), 100
   de atitude, 32
   mentais críticas, 49–53
   metamudanças, 116
Musk, Elon, 54

N

Nabokov, Vladimir, 135
Newport, Cal, 61, 132
Nietzsche, Friedrich, 139
Nouwen, Henri, 165

O

otimizar, 87

P

padrões, 63, 85
   contínuos, 175
   definir com antecedência, 170
paixão, 53–56, 82
   renovada, 90
Pareto, Vilfredo, 116
   princípio de, 151
Pelinka, Rob, 140
pessoas
   apaixonadas, 54
   diferentes tipos de, 146–149
Pink, Daniel, 60
Plimpton, George, 170
Pressfield, Steven, 59
prioridade(s), 20, 52, 56, 131, 145, 183
   sequestradas, 30, 111, 130, 170
produtividade, 21, 31–33, 60, 111, 131, 137, 188
propósito, 57, 83, 118
Prosperidade, Ciclo da, 31, 111, 170, 180, 184, 200
   componentes do, 34
   definição de, 35

estratégias do, 97

Q

qualidade
- de vida, 146
- do pensamento, 138
- e a quantidade do seu trabalho, 78
- e fluxo de ideias, 65

R

redes sociais, 16, 110, 136, 152

relacionamento(s), 34, 149–162, 184–185

resultados, 21, 77–86, 117–119
- exponenciais, 33

Rowling, J. K., 134

S

saúde, 12, 35, 99–103, 115, 131
- atividade física, 25, 138

Sêneca, 77, 91

Simon, Herbert A., 131

sobrecarga, 14, 112–125, 183
- crônica, 26

sonho(s), 22–23, 103, 131
- Lista de (quadro), 56

sono, 25–29
- é uma arma secreta, 140
- pulando horas de, 9

Strickland, Danielle, 45

sustentabilidade, 35, 118, 180, 203

T

tarefas, 28–30, 65–74, 82–84
- falha no gerenciamento de, 169
- Gráfico de, 174

tecnologia
- impactos da, 13
- nos controla, 130

tempo, 20, 47–58, 114, 148, 183–198
- comprometimento de seu, 165
- jeito de pensar sobre o, 32
- sequestrado, 28

Townsend, John, 148

Twain, Mark, 133

U

urgente, 94, 115–119, 137

ÍNDICE

V

vida, 7–24, 35, 102–104, 149–162
  alicerce da, 171
  imprevisibilidade da, 181
  visão clara do futuro, 117–118

W

Wesley, John, 55
Willard, Dallas, 199

Z

Zona Amarela, 33, 95, 102, 132, 167, 190, 199
  alavancar sua. *Consulte* Agenda de Prosperidade
  características da, 69
Zona Verde, 33, 62, 94, 118, 132, 138, 145, 159, 184, 199. *Consulte* ambiente ideal
  impacto, 84–85
  proteger sua. *Consulte* Agenda de Prosperidade
Zona Vermelha, 33, 95, 132, 145, 190, 199
  características da, 68
  maximizar sua, 172

Projetos corporativos e edições personalizadas
dentro da sua estratégia de negócio. Já pensou nisso?

Coordenação de Eventos
Viviane Paiva
viviane@altabooks.com.br

Contato Comercial
vendas.corporativas@altabooks.com.br

A Alta Books tem criado experiências incríveis no meio corporativo. Com a crescente implementação da educação corporativa nas empresas, o livro entra como uma importante fonte de conhecimento. Com atendimento personalizado, conseguimos identificar as principais necessidades, e criar uma seleção de livros que podem ser utilizados de diversas maneiras, como por exemplo, para fortalecer relacionamento com suas equipes/ seus clientes. Você já utilizou o livro para alguma ação estratégica na sua empresa?

Entre em contato com nosso time para entender melhor as possibilidades de personalização e incentivo ao desenvolvimento pessoal e profissional.

PUBLIQUE SEU LIVRO

Publique seu livro com a Alta Books. Para mais informações envie um e-mail para: autoria@altabooks.com.br

/altabooks   /alta-books   /altabooks   /altabooks

CONHEÇA OUTROS LIVROS DA ALTA BOOKS

Todas as imagens são meramente ilustrativas.

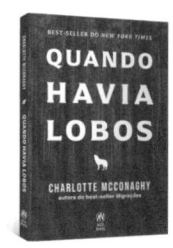

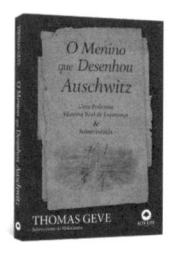

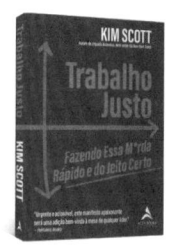

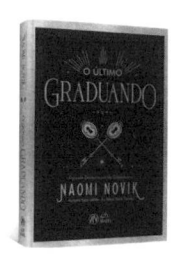

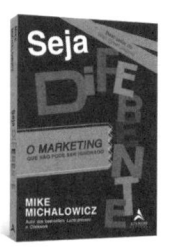

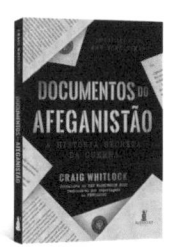

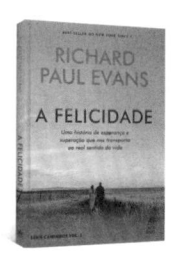

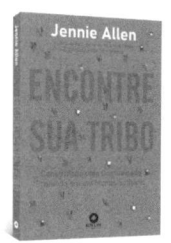